中国工程科技论坛

精准医学与创伤救治

Jingzhun Yixue Yu Chuangshang Jiuzhi

高等教育出版社·北京

内容提要

危害人类健康以至生命的疾患分“病”和“伤”两大类。“伤”主要是创伤。随着科技进步与社会发展，不少疾病正逐步得到有效控制，但创伤却随致伤因素的增加，发生率呈逐年上升趋势，且伤情更为复杂、严重。因此，创伤已成为严重影响人类健康和社会发展的重大疾患之一。尽管我国创伤急救技术体系不断完善，伤后早期救治成功率已有显著提高，但最终伤死率和伤残率仍然较高，如何进一步提升危重伤的救治水平，最大限度地控制危重伤伤死率和伤残率，是当前创伤医学亟待解决的重大问题。

精准医学是根据患者个体具体情况制定个性化精准预防、精准诊断和精准治疗方案，解决以“群体”为对象的传统医学诊断误差大、用药非精准以及医疗资源浪费大的难题，是具有颠覆性的医学新模式。精准医学能否有助于提升创伤救治水平？为回答此问题，第227场中国工程科技论坛以“精准医学与创伤救治”为主题，结合创伤医学和精准医学发展现状，探讨了创伤救治与精准医学结合的必要性、重要性与可行性，提出了建立创伤精准医学的可能途径。本书汇总了与会专家的主要观点和研究硕果，较系统地反映了本次论坛所涉及的主要议题。

本书是中国工程院“中国工程科技论坛丛书”之一，可供创伤医学和相关学科医师参考，也可作为创伤医学专业本科生和研究生的参考书。

图书在版编目(CIP)数据

精准医学与创伤救治 / 中国工程院编著. - 北京：高等教育出版社，2017.7
(中国工程科技论坛)
ISBN 978-7-04-047420-6

Ⅰ. ①精… Ⅱ. ①中… Ⅲ. ①创伤-治疗-研究
Ⅳ. ①R641

中国版本图书馆CIP数据核字(2017)第024798号

总 策 划　樊代明
策划编辑　王国祥　黄慧靖　　责任编辑　朱丽虹
封面设计　顾　斌　　责任印制　尤　静

出版发行	高等教育出版社	咨询电话	400-810-0598
社　　址	北京市西城区德外大街4号	网　　址	http://www.hep.edu.cn
邮政编码	100120		http://www.hep.com.cn
印　　刷	北京佳信达欣艺术印刷有限公司	网上订购	http://www.landraco.com
开　　本	787mm×1092mm　1/16		http://www.landraco.com.cn
印　　张	12.75	版　　次	2017年7月第1版
字　　数	220千字	印　　次	2017年7月第1次印刷
购书热线	010-58581118	定　　价	60.00元

物 料 号　47420-00

目　　录

第一部分　综述

第二部分　主题报告

第三部分　专题报告

第四部分 学术研讨会

第一部分

综　　述

综　述

一、论坛背景

2016 年 8 月 12—13 日，由中国工程院主办，中国工程院医药卫生学部、贵州医科大学附属医院、第三军医大学、解放军总医院和《中华创伤杂志》（中、英文版）编辑部承办的中国工程院第 227 场中国工程科技论坛——精准医学与创伤救治在贵州省贵阳市隆重召开。中国工程院王正国院士、付小兵院士担任论坛主席。论坛基于我国创伤医学发展现状，探讨了我国创伤救治与精准医学重点发展方向。

中国工程院原副院长、中国医学科学院与北京协和医学院刘德培院士，第三军医大学王正国院士，解放军总医院生命科学院院长付小兵院士，中南大学临床药理研究所所长周宏灏院士，复旦大学神经外科研究所所长周良辅院士，第二军医大学烧伤研究所所长夏照帆院士，第三军医大学野战外科研究所创伤、烧伤与复合伤国家重点实验室主任蒋建新教授，清华大学医学院副院长董家鸿教授，首都医科大学附属复兴医院院长席修明教授，第三军医大学大坪医院创伤专科医院院长张连阳教授，华中科技大学同济医学院附属同济医院创伤外科主任白祥军教授，贵州医科大学附属医院院长刘健教授，中国工程院三局李仁涵局长，中国工程院医药卫生学部办公室主任李冬梅，*Engineering* 杂志主编室主任丁宁，贵州省卫生计生委张光奇副主任，贵州医科大学林昌虎书记和何志旭校长、贵州医科大学附属医院刘兴德书记等来自国内外 10 余家高校、科研单位、企业的 400 多名代表出席了论坛。

本次会议由蒋建新教授主持。第三军医大学野战外科研究所王正国院士致开幕辞，他介绍了在创伤救治中精准医学内涵包括“精确、准时、共享和个体化”。尽管对于精准医学目前国内尚有不同学术观点，但伤病救治效果好、疗效快并能降低费用，将是精准医学的重要内容。对于其中的关键技术问题，通过与会专家的思维碰撞，必将有助于创伤诊疗水平的提高。本次论坛专家、学者云集，规模宏大，进一步推动了创伤医学新理论和新技术在精准医学领域的发展。中国工程院三局李仁涵局长发言指出，中国工程科技论坛已成为中国工程院最具学术影响力的品牌活动，对于中国工程科技的发展及青年专家的培养起到了良好的推动作用。创伤医学在我国人口发展与健康领域中占有重要地位，对于保障青壮年劳动力、支撑国民经济发展与经济建设发挥重要的作用。目前,创伤医学理论与技术迅猛发展,如何在精准医学领域,切实推动创伤医学的科学发展具有深远的社会价值。因此,召开本次论坛具有十分重要的战略意义和现实意义。

二、论坛成果总结

(一)引领中国创伤精准救治方向

在大会报告中,刘德培院士首先做了"医学的发展和展望"的报告。他指出,精准医学是指在大样本研究获得疾病分子机制的知识体系基础上,以生物医学特别是组学数据为依据,根据患者个体在基因型、表型、环境和生活方式等各方面的特异性,应用现代遗传学、分子影像学、生物信息学和临床医学等方法与手段,制定个性化精准预防、精准诊断和精准治疗方案。未来医学不仅是开展疾病的预测、预警、预防,还能进行健康保护、促进健康从而延长寿命。王正国院士做了题为"精准医学的定义与应用"的报告,对我国精准医学计划及其在创伤救治中的可能应用提出了深刻的见解。创伤是我国社会公共卫生领域面临的巨大挑战,是青壮年致死、致残的首要原因。近年全球疾病负担(global burden of disease)研究也显示,创伤在伤残所致生命年损失中占有重要地位。精准医学作为一种更具针对性的疾病诊治方法,其内涵包括:基于遗传学、生物标志物、表型或心理特征对病人个体实施有别于具有类似临床表象患者的靶向诊治。精准医学的核心思想是综合分析患者的临床资料和其他辅助信息,从而确定患者的疾病分型,以更准确地对患者进行分类和治疗。同时,精准医学还融入人文、伦理、经济、社会等知识元素。因此,从疾病诊治角度讲,精准医学最为核心的环节在于对疾病进行精准化、个性化诊断,这是后续针对性治疗和个体化处置的基础和前提。事实上,在当今大数据时代,面对海量基因信息,创伤诊治面对创伤伤情现状、转归的精准判断,既需要从遗传信息和非遗传信息中明确不同因素的权重和相互影响,更需要在既往传统创伤诊治经验系统集成基础上,探究创伤诊治的靶位簇与核心,而精准医学计划有望将我国个体化的创伤诊治模式在实践上进一步确认和提升。

在对精准医学定义进一步明确基础上,付小兵院士做了题为"开展体表慢性难愈合创面防控创新研究以满足国家重大需求的理论与实践"以及蒋建新教授做了题为"创伤脓毒症的基因组学与精准医学"的报告,围绕创伤早期脓毒症易感性和损伤组织功能性修复两大科学问题,从基础(遗传学、分子生物学、生物信息学)到临床(难愈合创面治疗、脓毒症预警诊断和预后评估),以转化医学视角审视了当今国内创伤精准救治的关键性技术难题，为我国创伤精准救治指明了方向。

（二）推动中国创伤个体化诊治进程

基于我国创伤及相关学科精准救治现状与未来发展方向，大会还安排了7个报告论述。周宏灏院士、周良辅院士、夏照帆院士、董家鸿教授、席修明教授、张连阳教授和白祥军教授分别做了题为“基因组学为基础的个体化精准医学新模式”“脑外伤研究新趋势：从循证医学走向精准医学”“烧伤感染危险因素及防控策略”“从‘精准外科’走向‘精准医学’”“危重病救治与精准医学”“腹部创伤精准救治”和“FAST在严重创伤精准急救中的作用”的报告。上述报告显示，我国外科精准诊疗已有良好的工作积累，在理论和实践上在国际上已形成一定的特色和优势，特别是在肝脏精准外科领域，近10年来已获得国际外科学界广泛认可。

在我国精准医学计划正式启动并拟投入600亿人民币推动的大背景下，与会院士和专家认为，在创伤精准救治中，首先，在循证医学证据支持下，需要集成不同学科（创伤、急诊、重症、呼吸、内分泌等）、不同队伍（医师、护师、营养师），针对创伤患者诊治方案和保障实现量化评估，而非既往“普通”“常规”或千篇一律的诊治方案，以确保创伤病人得到个性化、一体化诊治和康复。其次，针对创伤患者的预警方案或体系，目前，国内尚缺乏多中心、大样本临床验证，需要充分发挥大协作精神，树立基于精准医学的全国健康保障体系的大医学观。在既往专家共识渐进完善基础上，不断推动创伤预警方案或体系的验证和修订，以最终形成适合中国创伤患者群的预警体系和诊治评估方案。第三，鉴于精准医学在创伤诊治中的靶向性需求，考虑到我国有56个民族，从创伤患者基因背景角度进一步挖掘、集成不同民族创伤并发症发生的高危易感基因型和其他组学标志物，对于中国多民族创伤患者个体化诊治有潜在指导意义，从保障多民族人口健康、保持民族多样性方面也具有重要战略意义。因此，从国家卫生部门层面分析，作为与人口普查同等重要的基因信息有重要采集价值，这对于建成中国多民族创伤生物样本库，开展大规模群体遗传和流行病学研究有重大科学价值。

（三）加强创伤精准诊治人才的培养

为进一步发挥中国工程科技论坛对中青年科技人才培养的作用，刘德培院士在“医学的发展与展望”报告中，系统回顾了两千年医学发展史，由此提出医学是多学科的综合体，具备自然科学和社会科学双重属性，医学虽已飞速进展，但依旧不够完美，有其局限和无奈。所以医者尽可能做到的是在无法治愈患者的情况下尽量安慰、缓解病人的痛苦。既往重点关注疾病,更需关心病人。精准医学计划实施的核心,也正是在理念和技术层面对病患精准祛除伤病、康复身心的一场革命。精准医学本质仍是个体化医学,也是一种还原论,是个体治疗的精准化,其中暗含“和而不同”“同而不和”的哲学平衡,是建立人类健康大体系的关键靶标。因此,从医学人文、医学理论以及医学技术上,院士大家对创伤精准诊治人才的培养不遗余力,通过精心点拨和悉心传授,与会中青年学者对于精准医学内涵与外延的把握受益匪浅。

同时,论坛在6位院士和6位专家大会报告的基础上,针对我国的精准医学计划和创伤精准救治议题展开广泛学术研讨。与会专家和代表畅所欲言,共计40位专家提出了系列富有建设性,甚至是尖锐的学术观点。大会主席付小兵院士指出,本次论坛就是要通过学术争鸣,畅所欲言,不求观点统一,没有唯一结论。在精准医学观点上,只有坚持“百花齐放、百家争鸣”的学术研讨,才能在学术思辨中,获得启迪和灵感,才会进一步推动我国创伤精准救治水平的提高,才能有力促进创伤精准救治人才队伍的培养。

(四)促进中国创伤诊疗模式的转型

本次论坛报告指出,精准医学已经成为医学领域革命性突破的号角。对于我国创伤救治模式而言,须将既往救治技术和理论方法与精准医学思维理念有机结合起来。虽然与会专家学科专业领域不同,对精准医学讨论不求统一的认识,不求一致的目标,但通过不同学科专业的学术争鸣和学术融合,可以肯定的是,在精准医学时代,我国创伤诊疗模式已在悄然转型。

随着我国社会飞速发展,创伤并发症(感染、休克、多脏器功能障碍)发生率增加,预后不良。因此,基于精准医学的早期预警和干预,防治创伤并发症,逆转伤员恶性转归,无疑是未来对创伤诊疗模式的新需求。同时,创伤、烧伤及各种慢性创面疾患逐渐增多,与之相关的皮肤软组织缺损、术后创面不愈、压疮、糖尿病足、溃疡等创面发病率呈增高态势,通过开展体表慢性难愈合创面防控创新研究,在全国各省市建立创面修复中心,培养专业创面治疗师,规范创面诊疗技术,推广先进的创面修复方式,对于我国创伤精准救治模式转型,恰逢其时,必将大有作为。

针对创伤救治模式转型,王正国院士强调,中国精准医学还须避免走入以下误区:① 因开展精准医学而全盘否定传统医学,而传统医学的精髓正是精准医学的根基;② 精准医学不等于新技术的集合应用,需要对遗传和非遗传信息、医学、社会和人文理念进行有效整合,以形成有效的个体生物学数据,从而有助于创伤患者个体伤情的精准分析与诊治;③ 精准医疗不能简单地等同于个体化医疗,而应是标准化与个体相统一的医疗新模式。

综合以上成果,本次论坛在精准医学模式下,对以科学认识论为引导加强创伤患者个体化诊治极具迫切性,在创伤数据库和生物样本库建设、创伤早期评估以及创伤精准个体化医疗方面,必将有助于中国工程科技领域加强概念引领和模式创新,在既往群体治疗普适性得到良性推行的同时,进一步加强对伤情的理性把握,实现从临床诊治思维上的重大提升与理念革新。虽然将会面临日趋精细的伤情分类鉴别等巨大挑战,但对于降低创伤并发症发生率、伤死率和伤残率,确保伤员获得最大利益无疑具有重大临床医疗价值。因此,本次论坛对我国创伤医学的发展起到了重要推动作用。

第二部分

主题报告

医学的发展和展望

刘德培

中国医学科学院基础医学研究所

一、引言

医学(medicine)一词派生于拉丁语“medeor”,本意为治疗术。医学是旨在保护和加强人类健康、预防和治疗疾病的科学知识体系和实践活动[1]。在人类日益丰富的实践当中,它的内涵和外延也不断发生转变。

二、医学的特点

医学是多学科的综合体,具备自然科学和社会科学双重属性。在现代,我们判断某件事情或事物是否具有科学性时,通常采用实证主义和证伪主义两种方法。前者说的是如果某件事(情)物能够证实,那么它就是科学的;后者说的是真理只能被证伪,不能证伪的则不是科学。回溯历史,可以发现科学理论的证明永远是部分证明,不可能穷尽,故而真理存在相对性。很多既往认为非科学的理论可以随着时间的推移向科学转换。除此之外,我们现在遵循的医学观是自然科学医学观,医疗实践活动的评估是客观科学的,所以即便医学不是纯粹的科学,它涵盖许多非科学的成分,但它仍具备显著的科学特性。

医学第二个重要的特点是艺术性。因为它面对的是病人,首先体现的是“人”的艺术。如希波克拉底所言,医生是艺术的仆人,医疗艺术是所有艺术中最为卓越的艺术。诚然如上所述,正是由于医学同样具备科学属性,所以它也囊括科学研究的艺术。该种艺术始于经验,继而探索自然界当中隐而不现的基本结构和普遍性原理,构建起符合美学标准——简洁、完整、和谐、统一的理论。恰如庄子之说:原天地之美而达万物之理。

医乃仁术,道德性是其不可分割的一部分。医学的道德根植于医者修养,现代外科之父裘法祖先生如是说,“德不近佛者不可以为医,才不近仙者不可以为医”。仁者爱人,人恒爱之。医道属“生生之具”“活人之术”。其次,唐代孙思邈在其著作《备急千金药方》中论述道,“古之善为医者,上医医国,中医医人,下医医病”。除去自身修养、爱人品行,医者需要有更高理想的追求。“不为良相,便为良医”极致地表露了古人这种高尚情操。

三、医学溯源

回顾医学发展历程，我们大概可以将其分为原始医学、古代经验医学、近代实验医学、现代医学几个阶段。早在600万~400万年前，人类诞生早期，先民们就具备了简单的伤口处理等医疗知识。但真正意义上的医学是伴随着部落的形成和国家的建立而产生的。公元前3500年左右，两河流域孕育了古巴比伦王国，随后尼罗河流域、黄河流域以及恒河流域分别诞生了古埃及、古中国和古印度，它们共同隶属于“大河文明”，最早建成现代化的奴隶制国家，也最早形成医学体系。

我们通常所说的西方医学则起源于希腊和罗马，它们继承发展了此前古埃及和古巴比伦的医学。但随着罗马帝国的瓦解，西欧进入了长达1000年的“黑暗时代”。阿拉伯医学则在此时大放异彩，不仅全盘吸收了希腊罗马经典，更将其文化向世界传播，架起了亚欧大陆交流的桥梁。古代中国对外往来频繁，通过佛教东传、经营西域、文化沟通、军事扩张等手段，同印度地区、阿拉伯地区、欧洲国家等进行了一个大范围内的医学融合；有大量的医学经典（如《回回药方》）、药物（密陀僧、安息香等），甚至于医生被引进中国，促进了少数民族医学的发展并且丰富了传统中医药宝库。

跳出医学本身来看，不难发现医学的发展并不是孤立和偶然的，它同时也受到自然环境、社会思想等影响。气象学家竺可桢先生在其晚年著作中，综合考古、物候、方志和仪器观测，将我国过去5000年的气候变化分为交替的四个暖期和冰期[2]。在寒冷的冰期，气候恶劣，瘟疫盛行，世乱时艰，甚至于朝代更迭。此期，由于疾病肆虐，医学也蓬勃发展，经典医学著作和医学大家涌现，如东汉末年医圣张仲景、著有《温疫论》的明末医学家吴又可、近代的“鼠疫斗士”伍连德先生等。

14至15世纪大航海时代的到来，欧洲进步思潮滥觞。尤其是“黑死病”大规模的蔓延加快了文艺复兴的步伐。受弗朗西斯·培根等哲学家的影响，以实验为主的近代医学拉开帷幕。肇始于20世纪初，生物技术的日新月异，迅猛发展，催生出了现代医学。

四、医学与人文

人文指人类社会的各种文化现象，而医学人文涵盖医学哲学、医学伦理、卫生法学、卫生经济学等上百类学科。医学与人文之间存在千丝万缕的关系，这不仅牵涉到医学模式的转变，也是科学发展之必然。正如福楼拜所说，“艺术越来越科学化，科学越来越艺术化，两者在山麓分手，有朝一日将在山顶重逢。”当下医学研究日益深入，需要伦理学的监督；医患矛盾的激化，呼唤医学的哲学回归。

100 多年前,英格兰医生梅藤更(David Duncan Main)来华,在杭州创建了广济医院(浙江大学医学院第二附属医院的前身)。某天,梅医生在查房时,遇到了一位小患者彬彬有礼地向他鞠躬。深谙中国礼仪的他也弯腰回礼。这是 100 年前的医患关系!后人在他的纪念碑上刻着“仁爱而劳”。面对饱受疾病折磨的病人,医生更加需要体现出人文关怀。敬畏生命是医学人文的核心。新型医学人才的培养离不开医学人文的建设,这也是适应世界科学发展趋势的需要。科技进步与人文塑造要综合发展,才能推动国家乃至人类文明的进程。

五、近现代医学

得益于科学技术的进步以及社会观念的发展,近现代医学蒸蒸日上并且不断转变,主要呈现出以下特点:① 疾病谱由以往的传染病转为慢性非传染性疾病、精神心理疾病。伴随其改变,医学模式也从机械医学模式、生物医学模式转变为环境-社会-心理-工程-生物的综合医学模式。② 医学观念上重视全面健康观——即健康是身体上、精神上和社会适应上的完好状态,而不仅仅是没有疾病和虚弱。③ 研究方式强调宏微并举、动静结合,定性定量以及理论与实验并重。④ 现代医学社会化趋势日益明显,过劳死、职业病、社会心理疾病等大幅增加。⑤ 产业革命带动医学进步,工业革命、信息技术、生物技术等助推医学的长足发展。⑥ 医学进步的同时也伴随伦理争议加大,如安乐死、基因编辑等成为公众热议话题。

生命的全程是健康需求的过程,健康是人类永恒的话题,幸福安康地度过短暂的一生是每个家庭和个人的夙愿,于是健康理念不断发展。1990 年世界卫生组织提出了四维健康:无病无弱、身心健全、社会适应、环境和谐。既然健康是多维的,疾病谱又越来越宽,那么医疗模式必须与之相适应,也就是由单纯治疗疾病变为预防、保健、养生、治疗、康复相结合的综合医疗模式。这就要求现代医学与传统医学相结合,药物治疗与非药物、无药物治疗相结合,治肉体的病与治精神的病相结合,医院医生治疗与家庭自我调理相结合。健康新概念的核心是由消极被动地治疗疾病变为积极主动地掌握健康。

战略前移、预防为主是医学现代化的重中之重。公共卫生学家兰安生(J. B. Grant)曾说过,“一盎司的预防胜过一磅的治疗”。这与中医历来提倡的“治未病”是不谋而合的。以心血管疾病为例,一级预防主要是控制吸烟、高血压、血脂异常等危险因素;二级预防则是早期诊断以及防止动脉粥样硬化等致病因素的进展;三级预防针对已发生的心血管疾病(如心肌梗死、脑卒中)进行对症以及康复治疗。美国的医疗卫生投入占国民经济总产值的 17%,但医疗效果在全球排 30 多位。实现全民健康,并不是简单的“花钱越多效果越好”,不能单纯依靠“分病而治”。

现代医学发展过程中提出了众多医学概念，下面将分别对循证医学、转化医学、个体化医学、精准医学、系统医学进行阐述。通过纵向观察、横向对比现代医学的不同层面，进而展望未来医学。

（一）循证医学

1992 年循证医学工作组提出了循证医学概念[3]。1996 年，我国四川大学华西医院引进循证医学与 Cochrane 系统评价，并于 1996 年注册为国际 Cochrane 协作网 14 个成员国之一。循证医学和传统医学相比非常突出的特点是证据主要来源于临床研究，通过系统充分科学地利用证据，为临床决策提供有力支持。它遵循以病人为中心的医疗模式，根据病人最终结局（终点指标）作为疗效判断标准，选取最佳临床研究证据来为病人制定治疗方案。但循证医学也存在诸多不足，由于证据来源比较苛刻，过分强调随机对照，研究方案僵硬，降低了结论的可靠性；同时一味追求证据的普适性而忽视了专家的意见，以及没有充分衔接基础和临床，造成了大量基础研究的浪费。

（二）转化医学

自 20 世纪末开始，各国的基础科研经费屡创新高，但转化率极其低下，没有实际惠及民生。基于此，转化医学概念应运而生，其核心是将基础研究迅速转换为可实际应用的理论技术和方法。大体可分为四个板块：基础研究、药物研发与生物工程等新兴技术、人群调查与流行病学研究、临床研究。各转化体系是双向开放、相互反馈的，始终朝着对临床有益的角度向上转化。尽管如此，转化医学也带来了一些问题和困扰，包括理念问题、人才问题和管理问题。理念问题主要体现在：① 对未来医学的整体方向把握不充分，把转化医学当做“赶时髦”。② 没有足够的将个人专利和成果进行转化的意识。目前多数的基础医学研究人员未接触过临床，而临床医生又无暇顾及基础研究，所以人才问题集中于缺乏专业的转化医学——真正的基础与临床之间的“桥梁人才”。管理方面的问题体现在以下三点：① 临床数据与实验室脱节，很多临床资料不能为基础研究人员所用。② 基础研究人员主动寻求临床不足。③ 学科交叉、相互渗透仍然薄弱；没有一个合适的转化医学平台供人发挥，或者即使有平台但内部人员协调性差。解决上述问题，应该观念先行、培养人才、综合管理。

（三）个体化医学

个体化医学，即考虑个体差异，对于不同患者或是同一患者的不同阶段，采取最合适的治疗。古代中国很早就有“同病异治”的思想。州官倪寻和李延皆因为“头痛发热”找华佗医治，华佗经过诊断后，认为前者是内实之症而选择泻药；后者则是普通外感所以用发汗之药，结果是两人最终都痊愈了。

不过需要指出的是，中医的个体化医疗实践是基于医生经验的个体化，而现代医学的个体化是基于标准化治疗之上的个体化。这里所说的“标准化”，实际上是医疗基于循证医学证据建立起了一系列诊疗的标准化流程。有了“标准”，医疗实践才能够进行质量控制。在此之上，我们再考虑个体的差异，因人因病因时施治。由此可见，“标准化治疗”是全民医疗保健的重要保障（纲领），“个体化医疗”是全民医疗保健的必要完善（细目），标准+个体——纲目并举是医学现代化的必经之路！

（四）精准医学

美国总统奥巴马于 2015 年 3 月 20 日宣布美国启动精准医学计划。其主要概念是在大样本研究获得疾病分子机制的知识体系基础上，以生物医学特别是组学数据为依据，根据患者个体在基因型、表型、环境和生活方式等各方面的特异性，应用现代遗传学、分子影像学、生物信息学和临床医学等方法与手段，制定个性化精准预防、精准诊断和精准治疗方案。将人们对疾病机制的认识与生物大数据和信息科学相交叉，精确地进行疾病分类与诊断，从而提出更具针对性和有效性的防治措施。精准医学其精髓仍然是个体化的医学，但“个体化医学”中的“个体化”一词极易误导公众，以为是医生为每个患者单独提供特殊药物和设备。而“精准”既有精确又有准确之义，更加符合现代医学显著科学性的特征。纵然如此，精准医学虽赋予人类诸般愿景，但也有其自身困惑所在。精准医学既要使群体获益，又需要照顾个体，势必面临“和而不同”“同而不和”的矛盾。譬如，现代医学追求大样本、大数据，而精准医学实际落脚点却是“小数据”，如何巧妙地把握这种“哲学平衡”是未来研究的焦点。

（五）系统医学

从本质上来说，精准医学仍然是还原论。它把高阶、复杂的对象拆分为低阶、简单的对象进行处理。在科学研究早期，这种简化方式的确快速推动了医学的进步。然而还原论难以揭示生命的“真实”所在，这就需要系统联系地看待医学全貌。系统是由相互制约的各部分组成的具有一定功能的整体，其结构是要素及关联方式构成的总和，研究靶向于系统与环境相互联系和作用过程的能力。系统具有整体性、相关性、层次性、目的性[4]。

人体机能是复杂生命现象的总括，而复杂现象的研究依赖于系统科学方法论。经典的科学研究其对象是孤立静止的,即“实体中心论”,且偏好平衡态、可逆过程以及线性化,否认事物的模糊性;与此相对,系统论将各因素置于相互关系中,是一种“关系中心论”,动态演化地看待问题,采取整体的处理模式,研究侧重于非平衡态、不可逆过程、非线性特征,同时也承认事物的模糊性[5]。在这种思想的指导之下,我们提出了系统生物医学,即用系统生物学的理念和技术研究疾病的易感性和发生、发展的机理,为个性化的疾病防治和健康计划提供科学依据。因此,临床实践当中不仅关注已有的症状和体征,也注重亚临床(健康)表现;充分了解个体生理功能、神经心理失衡因素,深入地探讨个体行为与遗传和环境之间的相互作用。

经过长期研究发现,我们可以将衰老分为四个层次[6]:第一层是生理功能下降,疾病易感性增加;第二层是系统性炎症、代谢、内分泌功能紊乱;第三层是细胞功能紊乱,出现细胞衰老;第四层是生物大分子(DNA、蛋白质)的损伤。衰老的四个层次构成错综复杂的级联反应,自内而外,内外因相互驱动,最终形成复杂的疾病表型。

六、展望

当代的医学是从出生到死亡的全人全程的健康服务。系统生物医学全方位、立体化、多视角地研究生命的全过程和疾病的全过程。运用系统医学进行全局观把握,实现医学资源的整合。加快基础研究向临床治疗的快速转化,是医疗现代化的重要理念。而现代医学的核心内容是实现精准个体化治疗靶标。在此过程中,循证医学所建立的标准化是重要支撑和立足点。终极目标是构建起人类健康大体系。

科学研究宏观微观角度的把握,循证证据、医生决策、患者选择之间的演绎,药物治疗时间空间的分布排列,社会环境心理因素的相互交织,预测预防靶向个体化治疗的连贯等各种医学路径,指引着未来医学的前进方向,绘制出一幅“多维医学”的蓝图。

参考文献

[1] 孙宝志.临床医学导论.4 版.北京:高等教育出版社,2013.

[2] 竺可桢.中国近 5000 年来气候变迁的初步研究.考古学报,1972.

[3] Evidence-Based Medicine Working Group. Evidence-Based Medicine: A new approach to teaching the practice of medicine. The Journal of the American Medical Association,1992,268(17):2420-2425.

[4] 苗东升.系统科学精要.3 版.北京:中国人民大学出版社,2010.

[5] 吴广谋.系统原理与方法.南京:东南大学出版社,2005.
[6] Zhang R, Chen H Z, Liu D P. The Four Layers of Aging. Cell Systems, 2015, 1 (3): 180-186.

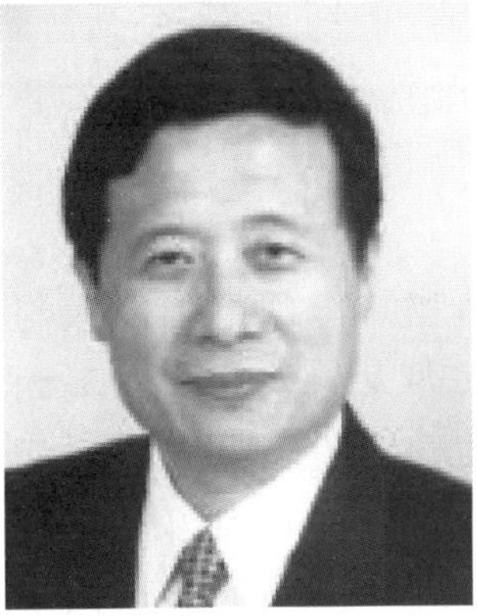

刘德培 1950年5月出生,安徽阜南人。博士,研究员,博士生导师,中国工程院院士。

1986年毕业于中国协和医科大学生化与分子生物学专业,获博士学位。1987—1990年在美国加州大学旧金山分校做博士后研究工作。1992年晋升为研究员,1995年被聘为博士生导师,1996年当选为中国工程院院士,2008年当选为美国医学科学院(IOM)与第三世界科学院(TWAS)院士。

主要从事基因调控、基因治疗与心血管疾病发病机制研究。先后承担国家杰出青年科学基金,国家自然科学基金重大、重点项目,国家"863"重点项目等,是国家自然科学基金委"优秀创新群体"学术带头人,心血管"973"项目首席科学家。

在基因表达调控与基因治疗研究中,发现β珠蛋白基因簇红系增强子HS2及其关键位点,建立BAC介导的α/β珠蛋白基因簇转基因动物模型,发现α-基因簇活性染色质构象(ACH)与β基因簇MAR间协同染色质高级构象,发现马利兰可显著增强贫血恒河猴与地贫患儿的胎儿型珠蛋白基因表达,用杂合寡核苷酸实现了β基因的定点修复,并提出复制叉渗漏寡核苷酸掺入假说。在心血管疾病发病机制研究中,建立ApoA I载脂蛋白基因簇转基因动物模型并发现ApoCⅢ增强子的调控机制,发现A20在心梗后能明显改善心脏综合功能。发现内皮细胞特异的Ⅲ类去乙酰化酶Sirt I能降低ApoE敲除鼠的动脉粥样硬化,Sirt6通过降低NKG2D配体表达抑制ApoE敲除小鼠动脉粥样硬化的发生,发现对氧磷酶(PON)基因簇能抑制动脉粥样硬化斑块形成并稳定斑块。合作研究发现IRF9-Sirt1轴在代谢和心脑血管疾病中的作用。发现Sirt4通过Sirt3促进心肌肥厚的发生。

共发表SCI论文200多篇,被引用3000余次。获得卫生部科技进步奖3项、北京市科技进步奖1项、中华医学科技奖1项、国家自然科学奖1项。

基因组学为基础的个体化精准医学新模式

周宏灏
中南大学临床药理研究所　中南大学湘雅医院临床药理研究所

一、引言

人类基因组计划的实施揭示了人类 30 亿对碱基的奥秘。全球范围内人与人之间的基因组都是大致相同的,但也存在 0.1%的差异,即人与人之间的基因组大约存在 300 万个遗传变异。正是这些差异的存在,才构成了当前人类疾病发生和疾病治疗(特别是药物治疗)两大领域的遗传基础。人类基因组计划推动了疾病基因组学的产生,使我们能够了解疾病发生、发展的过程,从而可以根据各种遗传变异对疾病进行早期预测、预防和个体化诊疗。另一个领域是药物基因组学,遗传变异是药物反应个体差异的决定性因素之一。对这种差异性的探索,有助于在临床上找到疾病完整优化的治疗方案。因此,人类基因组计划的完成启动了基因组医学的新时代,并将保健重点由有症状疾病状态的传统医疗模式延伸到无症状疾病状态和健康状态的个体化医疗模式。

二、个体化精准医学

(一) 精准医学和个体化医学

当前医学模式有很多标签,例如精准医学、个体化医学、分层医学、靶向医学、4P 医学、基因组医学和药物基因组学,等等。这些标签实质上拥有同样的内涵,即应用基因、蛋白和环境等信息预防、诊断和治疗疾病的医学模式。因此,精准医学实质上就是个体化医学[1,2]。

个体化医学离不开基因组研究,因为后者是前者的基础。该个体化既不同于经验医学中的个体化,也不同于循证医学中的个体化。前两者是以表型(即蛋白的表达和功能)为基础的,而个体化医学则是以基因组信息为基础,最终以精准治疗为目的。

(二) 个体化精准医学模式

个体化医学的目的是完成对疾病的预测、预防、早期诊断和治疗,其特点是精准,即实行以遗传信息为基础,以分子检测为必需的医学模式。在精确预测阶段,其内容包括新生儿筛查、复杂疾病发病前的风险评估、风险基因携带者检测等;在精确预防阶段,其内容包括发现和避免易感人群增加发病风险的特定环境因子、制定相应预防措施保护易感亚群、研发特异性防病疫苗等;在精确诊断阶段,其内容包括多方法监测易感疾病未发病人群,多方法早期发现已发病人群、疾病分层诊断等;在精确治疗阶段,其内容包括靶向药物治疗、根据基因变异选择合适药物及精准用药剂量、多因素计算公式等。

临床上疾病基因的检测等个体化医学的实施必须像新药研发从化合物到临床使用的全过程一样严谨,需要通过严格的体外、体内和临床验证过程,并获得国家法定批准后才能推广应用。部分前期产品例如 LDT(往往由实验室自创)也必须获批后在特定的试点单位合法使用。以个体化精准医学分子标记的发现和检测技术研发过程为例,其过程包括生物标记的发现(涉及基础生物学、基因组差异和蛋白组学等内容)、生物标记分析(涉及样本、分析和方法学等内容)、功能确证分析(质量控制,以确保精确性、敏感性和稳定性)、临床应用确证(通过临床价值评估、分层和临床试验完成)、临床应用和上市(涉及试剂、试剂盒、仪器设备研发和医保跟进等内容)五个阶段。值得强调的是,在临床应用确证阶段,需要回顾性和前瞻性试验确证,明确基因和突变对药物代谢和效应的作用,从而确保药物疗效,特别是对长远的终点事件的影响。

三、个体化医学的临床应用

(一)基因检测和多组学应用

目前,基因检测和分析在个体化医学方面的应用除新生儿筛查外,主要涵盖两个领域:疾病早期诊断和个体化药物治疗,前者是在基因组计划实施完成后形成的,后者则是在遗传药理学(20 世纪 50 年代即已产生)和药物基因组学发展的基础上形成,相对更为成熟,其检测内容包括药物代谢酶、转运体、受体遗传变异和靶向药物的靶点等。研究显示,目前基因检测用于新生儿筛查的约占 7.01%,出生前筛查的为 10.27%,而用于症状前疾病诊断和疾病预测的则占 34.53%,应用最广的是药物基因组学,占 48.19%。

其应用情况及 GWAS 高通量检测技术的研发成果分别见表 1、表 2[3]。

表 1 基因检测在个体化医学中的临床应用

检测类型	检测目的	举例
诊断性检测	精准鉴定疾病,帮助诊断和临床决策	婴幼儿肌酐激酶检测早期诊断杜氏肌营养不良
预测性检测	预测发生某种疾病的可能性	HTT 基因(亨廷顿舞蹈病);BRCA 基因(乳腺癌)
携带者检测	查明传递遗传疾病给小儿的可能性	CFTR 基因(囊性纤维化)
产前检查	查出胎儿疾患	AFP(神经管缺陷风险,如脊柱裂和唐氏症)
新生儿筛查	查出新生儿是否具有已知可引起发育异常和健康缺陷的疾患	美国法律规定的 21 种疾患必检;还需检测至少 30 种类其他疾患,如经典半乳糖血症(classic galactosemia, GALT)、先天性甲状腺功能减退和其他疾患
药物基因组学检测	选定理想的药物治疗和剂量	VKORC1(华法林);TPMT(硫唑嘌呤)
科研性检测	阐明疾病发生基础	GWAS(疾病相关基因)

表 2 GWAS 研究发现经临床验证的药物疗效和发病基因变异[3]

性状	基因	染色体	OR(CI)	样本数/n	*P*	参考文献
乳腺癌他莫昔芬疗效	C10orf11	10q22.3	4.51 (2.72~7.51)	240	6×10^{-8}	Kiyotani et al,2012
他汀类疗效	SLCO1B1	12p12.1	4.5 (2.60~7.70)	病例:85;对照:90	2×10^{-9}	Link et al, 2008
乙型肝炎疗效	ITPA	20p13	25 (11.11~50.0)	303	2×10^{-25}	Tanaka et al, 2011
奈韦拉平引起的皮疹	HLA-DRB1-DQB1	6p21.32	3.1 (2.30~4.20)	201	5×10^{-14}	Luena et al, 2011
2 型糖尿病	TCF7L2	10q25.2	1.46 (NR)	病例:2413;对照:2392	2×10^{-15}	Kho et al, 2012
肥胖	FTO	16q12.2	1.39 (1.27~1.51)	胖童:685;瘦童:685	1×10^{-28}	Meyre et al, 2009
年龄相关性黄斑变性	CFH	1q31.3	3.11 (2.76~3.51)	病例:2978;对照:2859	2×10^{-76}	Chen et al, 2010

另外，组学的广泛应用也推动了个体化医学的发展：在多组学（基因组学、转录组学、蛋白组学、代谢组学）水平研究生物学现象可使病人依其分子学特征得到更加个体化的精准治疗；高通量技术和计算框架的快速发展，则使得生物系统检查极为详尽和精准；个人的多组学以及多组学（如基因组、表观基因组、转录组、蛋白组、代谢组、免疫组以及其他组学）的整合谱信息可促进个体化健康检测、疾病预防、精准治疗。因此，多组学技术使医学从传统的症状导向的疾病诊断和治疗向基因和蛋白表达导向的疾病预防和早期诊断转化。

（二）个体化药物治疗

新的精准疾病分类方式可指导药物的精准治疗。通过生物学信息网络可查出新的疾病和疾病亚类，从而有更精准的诊断、更优的靶向治疗和更佳的治疗结局，而改善治疗结局是精准医学的标志和目的。通过复杂的信息网络（包括环境、症状和体征、基因组、表观基因组、微生物群系、病人其他数据、个体病人等因素）完成新的分类和分层研究，在此基础上依次完成从精准诊断经靶向治疗到改善结局的阶段性任务。其数据收集技术种类繁多，包括基因测序、多组学检测、生物标记集合芯片、电子“鼻”、生物组学分析、3D 医学影像技术、加速感应器、全球定位系统、穿戴式生理传感器、植入式生理传感器、遍在式视频相机、医疗依从性系统、电子病历和社会媒体等多种方式[4]。

基于上述理念基础的个体化药物治疗的应用主要体现在以下三个方面。

1. 靶向药物。这是个体化药物治疗的新兴应用领域。最早期的个体化药物治疗来自于药物代谢酶的表型多态样性和基因多态性研究，系由遗传药理学的发展推动所致。随着个体化医学概念的提出，许多新的针对疾病的特异性/过表达靶点的药物不断被发现，其在临床上应用程度和被接受程度日益增高，每年都有一些靶向药物获得 FDA 的批准而应用于临床，特别是在肿瘤治疗领域。近些年来，肿瘤的靶向药物进展非常迅速，发现了一批特异性靶点和过表达靶点，并应用于不同肿瘤的治疗，例如：利用伊马替尼治疗 BCR-ABL 融合基因阳性的慢性粒细胞白血病；利用赫赛汀阻断过表达的 Her2 受体以治疗携带 Her2 受体过表达的乳腺癌。类似的靶向药物还有：针对 EGFR 的吉非替尼、埃罗替尼和阿法替尼；针对 BCR-ABL 的达沙替尼、博舒替尼、尼罗替尼和帕纳替尼；针对 BRAF 的曲美替尼、达拉菲和尼维罗菲尼，等等。

靶向药物靶点的发现首先是通过明确肿瘤的驱动基因（肿瘤发生的病因因素，驱动正常细胞向增殖癌细胞的转化）和过客基因（功能中性，不参与癌变过程）来完成的，即在全基因组或全外显子测序的基础上通过体细胞鉴定来寻找频发突变，预测其功能意义，最终将两种不同类型的基因型区分开来，并经过严格的临床验证。同时，为因应个体化药物治疗的发展趋势，目前美国将许多疾病特别是肿瘤类型已不再按器官分类，而是按药物的作用靶点分类，并提出篮子试验和雨伞试验等与传统临床研究方法不同的新的精准医学创新试验方法。前者是通过单一药物对不同肿瘤的相同靶点（单一突变）进行治疗，后者则是通过多种药物针对同一肿瘤的多种靶点（多突变）进行治疗。新的理念和方法可有效节省样本量，加快药物使用频率，缩短用药时间。

2. 精准预估药物效应和给药剂量。按照传统的循证医学量效关系观点，往往给予不同的遗传变异个体予以相同药物剂量，但从疗效上看，结果不尽如人意。该工作尝试根据个体不同的遗传变异情况给予不同的给药剂量，虽然尚处于探索阶段，但也取得了一定的成果。药物代谢动力学研究发现，在 CYP2C19 基因突变的患者中，其使用氯吡格雷后血小板的聚集作用会变差；而药物效应动力学研究则显示，在有 VKORC1 基因突变的个体中，华法林的剂量要相应提高。相关 CYP2C19 底物临床用量调整和氯吡格雷与之多态性的临床研究结果见表 3、表 4[5,6]。

表 3　CYP2C19 无功能突变纯合子（m/m）基因型底物临床用量调整（常规剂量的%）

药名	调整剂量	药名	调整剂量
文拉法辛	44%	西酞普	59%
曲米帕明	45%	艾司西酞普兰	60%
依替唑仑	45%	氯氮平	62%
多虑平	48%	氯米帕明	66%
地西泮	51%	阿米替林	70%
吗氯贝胺	54%	丙咪嗪	77%
舍曲林	6%		

研究显示，氯吡格雷的效应取决于经 CYP450，主要是 CYP2C19 代谢所产生的活性代谢产物；弱代谢者应用氯吡格雷的常规推荐剂量，在发生急性冠脉综合征或经皮冠脉介入治疗比 CYP2C19 功能正常者有更高的心血管事件发生率。通过检测 CYP2C19 基因型，并有助于治疗方案的制定；在确定为 CYP2C19 弱代谢者可考虑采用其他药物进行治疗。

表 4 荟萃分析氯吡格雷与 CYP2C19 基因多态性的临床结果[6]

作者	疾病和病例数	CYP2C19 * 2 相关的 MACE 风险	CYP2C19 * 17 相关的 MACE 风险	CYP2C19 * 2 相关的支架血栓风险
Hulot et al, 2010	CAD (11959)	* 2: 1.29 (1.12 ~ 1.49) * 1/ * 2: 0.88 ~ 2.88) * 2/ * 2: 2.05 (1.15 ~ 3.63)	无	N = 4905 * 2: 3.45 (2.14 ~ 5.57) * 1/ * 2: 3.34 (1.84 ~ 5.93) * 2/ * 2: 4.68 (1.55 ~ 14.11)
Sofi et al, 2011	CAD (8043)	* 2: 1.96 (1.14 ~ 3.37)	无	N = 4.975 * 2: 3.82 (2.23 ~ 6.54)
Mega et al, 2010	CAD (9685)	* 2: 1.57 (1.13 ~ 2.16) * 1/ * 2: 1.55 (1.11 ~ 2.17) * 2/ * 2: 1.76 (1.24 ~ 2.50)	无	N = 6.94 * 2: 2.81 (1.81 ~ 4.37) * 1/ * 2: 2.67 (1.69 ~ 4.22) * 2/ * 2: 3.97 (1.75 ~ 9.02)
Bauer et al, 2010	CAD (18529)	* 2: 1.11 (0.89 ~ 1.39)	* 17 (n = 9128) MACE: 0.93 (0.75 ~ 1.14) ST: 0.99 (0.60 ~ 1.62)	N = 19328 * 2: 1.77 (1.31 ~ 2.40)
Liu et al, 2011	CAD (24120)	* 2: 1.26 (1.06 ~ 1.50)	* 17 (n = NR) MACE: 0.82 (0.69 ~ 0.98)	ST: n = NR * 2: 2.58 (1.77 ~ 3.77)
Holmes et al, 2011	多种 (26251)	* 2: 1.18 (1.09 ~ 1.28)	无	N = 16008 * 2: 1.75 (1.50 ~ 2.03)
Li et al, 2012	CAD (9428)	无	* 17 (n = 9428) MACE; 0.82 (0.72 ~ 0.94) 出血 1.25 (n = 12228) (1.07 ~ 1.47)	无

续表

作者	疾病和病例数	CYP2C19 * 2 相关的 MACE 风险	CYP2C19 * 17 相关的 MACE 风险	CYP2C19 * 2 相关的支架血栓风险
Zabalza et al, 2012	CAD (16360)	无	* 17 (n = 7660) MACE: 0.75 (0.66 ~ 0.87) 出血: 1.26 (1.05~1.50)	N = 8686 * 2: 2.24 (1.52~3.30)

注:CAD,冠状动脉性心脏病

另外,中南大学临床药理研究所根据影响华法林剂量的多种遗传和非遗传因素,以大样本临床试验(n=4043)为依据,提出了精确选择剂量的计算公式:“湘雅”华法林维持剂量(mg/d)=[2.140-0.370×(VKORC1-1639G>A)-0.332×(CYP2C9 * 3)+0.324×(BSA)-0.004×(以 10 岁为单位的年龄)-0.231×(INR 增加单位药物)+0.105×(有抽烟习惯)-0.135×(术前卒中史)-0.108×(高血压)]^2,该公式已在临床应用,并显示能较精确地预测个体所需剂量[7]。同时,通过对 3098 例心脏瓣膜置换术患者的研究,还获得了抗凝药华法林“湘雅”模型,即稳定剂量(mg/d)=[1.432+0.338×(VKORC1-1639AG)+0.579×(VKORC1-1639GG)-0.263×(CYP2C9 * 1 * 3)-0.852×(CYP2C9 * 3 * 3)-0.004 年龄+0.264×BSA+0.057×AVR+0.065×性别+0.085×吸烟习惯+0.057×房颤+0.132×阿司匹林-0.0592×胺碘酮]^2 [8,9]。除此之外,还通过对 1869 例肾移植手术患者的研究获得了个体化用药剂量预测综合数学模型,即免疫抑制剂他克莫司“湘雅”模型:稳定剂量(mg/d)=5.409-2.584 * CYP3A5GG-1.732 * CYP3A5GA+0.279 * ABCB1 C1236T+0.205 * ABCB1G2677T-0.163 * donor type-0.149 * CCB-0.140 * 感染-0.197 * 高血压。以上结果均已经通过临床验证和 3 个专业委员会审定,并列入国家卫计委个体化药物治疗指南。

3. 预测和预防药物毒性。开展药物的安全有效性评估也是个体化药物治疗应用的重要领域。研究表明,卡马西平和别嘌呤醇引起的急性皮肤毒性反应多形糜烂性红斑(Stevens-Johnson Syndrome, SJS)是因为用药个体分别具有 HLA-B * 1502 和 HLA-B * 5801 突变,抗直肠结肠癌药依立替康引起的血液系统毒性反应是因为患者具有 UGT1A1 * 28 突变,用药前检测这些突变可以预测这些毒性。研究还显示,辛伐他汀引起的肌病与 SLCO1B1 突变 C521T>C(rs4149056)有密切相关性,因此可以根据 SLCO1B1 突变 rs4149056 基因型选择辛伐他汀剂量预防相关疾病[10]。可见,利用药物基因组学靶标指导安全用药已成为当前个体化药物治疗的重要发展趋势之一。

四、中南大学临床药理研究所相关药物基因组学转化医学工作

中南大学临床药理研究所从 1980 年代至今一直从事遗传药理学和药物基因组学的科学研究和转化医学工作，经历了基础研究、临床服务、产品研发和参与国家管理等四个阶段。在始于 1980 年代的基础研究阶段，主要开展药物反应群体和个体差异的发现和机制研究、药物作用相关基因的发现和功能研究。在始于 1990 年代的临床服务阶段，主要开展基因检测服务，实施个体化医学临床咨询和合理用药，启动基于药物基因组学的药物临床试验。在同样始于 1990 年代的产品研发阶段，主要开展了基因检测试剂盒前期产品研发以及试剂盒临床申报的技术论证和临床研究，并成为基因检测湖南产业包的牵头单位。在始于 2010 年代的参与国家管理阶段，本所已成为国家基因检测技术应用示范中心、个体化基因检测综合试点单位、高通量基因测序基因试点单位、肿瘤诊断与治疗项目基因测序技术临床应用试点单位、国家卫计委培训基地，并参与编写和出版国家指南和标准。

五、个体化药物治疗的障碍

应该看到，目前个体化药物治疗还存在着一些障碍，制约了该过程的顺利、快速发展。首先是知识障碍方面，主要体现为：对药物基因组学数据及临床应用意义的认识不足；针对药物基因组学试验结果的解释方法还不确定；在临床实践中如何应用这些结果也不确定。其次是管理和经费支付方面，主要体现为：医保政策的制约；检测过程时间较长；检测项目收费过高；相关医疗法律、法规的出台和医院医疗秩序的维护还不到位。第三是证据方面，还缺乏大样本随机对照临床试验来证实药物基因组学指导治疗方案的优势，对遗传研究中的“基因特殊论”观点还有存疑，等等。这些问题靠个人和专业团队是不够的，还需要包括政府、高校、科研机构和全民在内的全社会共同努力才能逐一解决。

六、结语

个体化药物治疗因有长期大量的数据积累已经开始进入临床应用。常见疾病风险基因变异的筛查和验证将为个体化疾病干预提供新的机会和应用，但大多数经确证的变异作用有限而使其临床验证困难。随着全基因组高通量测序技术的快速发展以及大数据的支撑，产生了大量的可作用治疗个体化的疾病相关基因变异信息，但经临床确证并有应用价值的尚少，即便一些遗传变异的功能已经得到确证，仍然还有很多因素影响着综合的功能和应用，例如基因组测序发现的罕见变异、多基因性状或预测模型中的常见和罕见基因变异的组合功能、常见

和罕见变异的网络和信号通道分析、mRNA 基因表达和 DNA 序列变异的整合意义以及基因-药物-环境三者之间的相互作用(特别是药物和其他环境暴露的相互作用),等等。基于上述因素,准确获取疾病相关基因的信息还必须考虑其他因素的影响,才能有效推动个体化药物治疗的发展。随着我国遗传样本资源库的建立和逐渐完善,通过信息共享组合足够量的样本以研究多遗传变异、药物和环境多因素的个体化药物治疗和个体化疾病预测、预防模型将是个体化医学面临的重要挑战。

参考文献

[1] Canonica G, Bachert C, Hellings P, et al. Allergen Immunotherapy (AIT): a prototype of precision medicine. World Allergy Organ J,2015, 8:31.

[2] Le Tourneau C, Kamal M, Tsimberidou AM, et al. Treatment algorithms based on tumor molecular profiling:the essence of precision medicine trials.J Natl Cancer Inst,2016,108(4):362.

[3] Hindorff et al. 2009. NHGRI GWAS Catalog. http://www. genome.gov/gwastudies accessed at Oct 13,2016.

[4] Klonoff DC.Precision medicine for managing diabetes. J Diabetes Sci Technol,2015,9(1):3-7.

[5] Kirchheiner J,Nickchen K,Bauer M,et al.Pharmacogenetics of antidepressants and antipsychotics:the contribution of allelic variations to phenotype of drug response. Mol Psychiatry,2004,9(5):442-473.

[6] Johnson JA, Cavallari LH. Pharmacogenetics and cardiovascular disease ? implications for personalized medicine. Pharmacol Rev, 2013, 65:987-1009.

[7] Tan SL, Li Z, Song GB, et al. Development and comparison of a new personalized warfarin stable dose prediction algorithm in Chinese patients undergoing heart valve replacement. Pharmazie, 2012, 67 (11): 930-937.

[8] Li X,Liu R, Yan H, et al. Effect of CYP2C9-VKORC1 interaction on warfarin stable dosage and its predictive algorithm. J Clin Pharmacol,2015,55(3):251-257.

[9] Li X, Liu R, Luo ZY, et al. Comparison of the predictive abilities of pharmacogenetics-based warfarin dosing algorithms using seven mathematical models in Chinese patients. Pharmacogenomics,2015,16(6):583-590.

[10] Carr DF, O´Meara H, Jorgensen AL et al. SLCO1B1 genetic variant associated with statin-induced myopathy: a proof-of-concept study using the clinical practice research datalink. Clin Pharmacol Ther 2013;94:695-701.

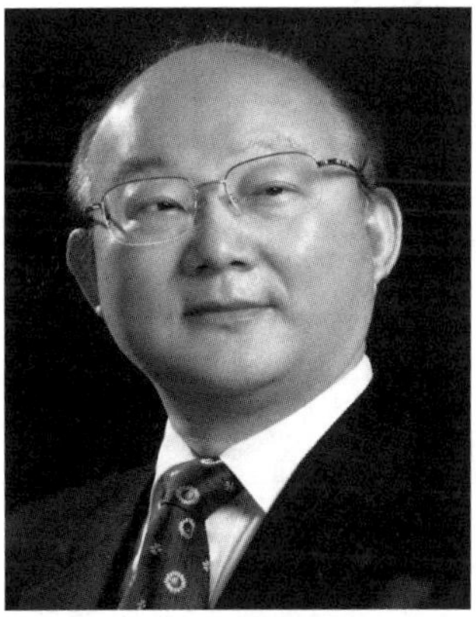

周宏灏 教授，中国工程院院士，现任中南大学湘雅医院临床药理研究所所长，中南大学临床药理研究所所长，中南大学湘雅医学检验所所长、国家卫计委个体化医学检测培训基地主任，国家卫计委个体化医学检测试点单位负责人，临床药理国家培训中心和药品临床研究国家培训中心主任，中南大学国家重点学科药理学首席教授。

首次在国际上提出并系统证实药物反应种族差异，阐明药物相关基因的表型多态性和基因多态性是药物反应种族差异的遗传机制，推动国际药物反应种族差异研究领域的兴起，促使世界各国包括美国FDA和中国在药物临床应用、新药研发和药品管理中强调种族因素，从而促进世界各国药政管理、新药开发。周宏灏院士关于药物反应种族差异的系列研究被国际同行誉为遗传药理学“里程碑式的经典研究”。他还发现和证实药物代谢酶活性的基因剂量效应和药物代谢酶基因剂量在药物相互作用中的调控作用，确证多种药物代谢酶、转运体和作用靶点的基因变异对数十种临床常用药物体内代谢和作用的影响，为个体化用药提供了基本规律和临床数据。自20世纪90年代，他积极将理论研究应用于临床实践，率先提出和推动“基因导向量体裁衣”个体化药物治疗，创建我国首个个体化用药咨询中心，开发首张个体化用药基因芯片，并推动我国个体化医学分子检测的规范化和标准化国家管理。

在包括《新英格兰医学杂志》在内的国际SCI英文期刊上发表论文300多篇，出版《遗传药理学》中、英文专著和研究生教材5部、高等医药院校五年制和八年制《药理学》中、英文教材6部，获省、部级一等奖4项和中华医学奖一等奖1项。首开《遗传药理学》研究生课程。培养硕士、博士和博士后200余名，为我国培养造就了一支遗传药理学和药物基因组学研究和服务的队伍。

精准医学的定义与应用

王正国 张 良

第三军医大学附属大坪医院野战外科研究所

2011 年，美国四大研究机构——国家科学院、国家工程院、国家卫生研究院和国家科学研究委员会，共同发出开展“精准医学”或“精准医疗”（Precision Medicine）的研究计划。2015 年 1 月，美国总统奥巴马在国情咨文演讲中正式宣布，启动一个新的精准医学的倡议，目的是将人们所患的癌症、糖尿病等疾病更接近治愈，并使人们能获得所需要的个人和家人的健康信息资料[1,2]。

美国国家卫生研究院（National Institutes of Health，NIH）给精准医学下的定义是：“一种建立在了解个体基因、环境及生活方式基础上的新的疾病治疗和预防方法”[3]。

精准医学是以个体化医疗为基础，应用基因组学、蛋白质组学等相关技术，对大样本人群和特定疾病类型进行生物标记物的分析与鉴定，最终实现对疾病和特定患者进行个体化精确治疗。精准医学还融入人文、伦理、经济、社会等知识元素，达到医源性损害最小、医疗耗费最少、疗效最佳的目的[4]。

陈志南[5]的文章“基于修饰型抗体/免疫细胞治疗的‘精准医学’前景”，这是在传统免疫治疗的基础上，综合运用基因工程等手段，对抗体和免疫细胞进行结构、功能修饰，以提高靶向性及有效性的免疫疗法，是精准医学的应用和发展。

根据董家鸿[4]的报告，在肝胆外科领域，精准外科理念已经引发了以现代与传统外科整合应用和集体创新为特征的技术革命，使粗放型外科向个体化精准外科发展，做到高精度和高效率，实现最小创伤侵袭、最大肝脏保护、最低医疗耗费、最佳治疗效果的目标。作者认为，精准肝脏外科作为全新的外科理念和技术体系是 21 世纪提高手术疗效的必由之路。

实现精准医学，要从以下几方面着手：大协作、大生物标本库、大数据库、大样本量、新技术[1]，国内一些临床医学领域已具备或基本具备这些条件。

在开展精准医学/精准医疗中，要防止走进以下的误区[6]：① 因开展精准医学而全盘否定传统医学。要认识到，传统医学的精髓正是精准医学的根基。② 精准医学不等于新技术的集合应用。例如，基因组学的有关信息需同表观遗传学、代谢组学、临床表型（症状、体征、生化、影像和病理特征）进行有效整合，组成完整的个体生物学数据,从而有助于个体病情的分析与诊治。③ 精准医学不能简单地等同于个体化医疗,而应是标准化与个体相统一的医疗模式。

石远凯、孙燕[7]报告了精准医学在肿瘤治疗中的应用。作者认为,随着生物医学技术的发展,肿瘤治疗理念的不断更新和抗肿瘤药物的日新月异,肿瘤治疗迎来了一个新的时代——精准医疗。

内科肿瘤学的发展历程可分为三个时期:细胞类药物主导、个体化分子靶向治疗和基因驱动的精准治疗[7]。今后的肿瘤治疗可能不再以肿瘤类型划分,如肺癌、食管癌等,而是以基因变化的类型(如表皮生长因子受体等)划分。

精准医学计划是一种新的医疗模式,它能深刻了解患者本身的遗传和基因组信息,实现对疾病的预测,进而达到预防、诊断和治疗的目的,患病后易于选择敏感的药物、最佳的剂量、最佳的用药时间,同时副作用最小[7]。

范廷勇等[8]报告了图像融合技术在精确放疗中的作用。作者指出,图像融合技术的发展从解剖影像的融合到解剖功能影像的融合,不仅提高了影像学诊断水平,也为精准放射治疗打下了坚实的基础。

乏氧细胞对辐射抗拒被认为是放射治疗局部不能控制或复发的主要原因之一,用乏氧细胞显像了解肿瘤乏氧情况可指导精准放射治疗方案的制订,是目前国内外研究的热点之一。

国外精准医疗的应用已较广泛,参见表 1。

表 1 已应用精准医学的临床实例[9]

医学领域	疾病	生物标记物	介入
癌症	慢性骨髓性白血病	BCR-ABL 融合基因	格列卫
	肺癌	EML4-ALK 融合基因	赛可端(克唑替尼)
血液病	血栓形成	第五凝血因子	避免凝血酶原药
感染疾病	HIV/AIDS	CD4 细胞, HIV 病毒定量检测	高活性抗逆转录病毒疗法
心血管疾病	冠状动脉病	CYP2C19 基因	氯吡格雷
肺部疾病	囊性纤维化	G551D 基因	依伐卡托
肾脏疾病	移植排斥	泌尿基因标记物	防排斥药物
肝脏疾病	丙型肝炎	丙型肝炎载体	直接抗病毒药物
内分泌疾病	多发性内分泌腺瘤Ⅱ型	RET 原癌基因	预防性甲状腺切除术

续表

医学领域	疾病	生物标记物	介入
代谢性疾病	高脂血症	低密度胆固醇	他汀类药物
神经疾病	自身免疫脑病	趋化因子 CXCL13	免疫疗法
精神疾病	酒精滥用性疾病	谷氨酸受体基因(GRIK1)	妥泰(托吡酯)
药物基因组学	戒烟	CYP2A6 基因	伐尼克兰
眼科疾病	先天性利伯黑蒙	RPE65 基因	基因疗法

有些学者强调,他们在临床上早就采用个体化治疗,并举出第一次世界大战时按新发现的血型输血就是个体化治疗[9]。然而今天采用的个体化治疗是在应用最新理论和技术(如基因组学、特定的生物标记方法等)的基础上,进行诊断和治疗,因而不能同日而语。

临床文献中常将“精准”(precision)、使个人化(personalized)、使个体化(individualized)混用,表明这不算什么创新。其实,三者虽然有共同性,但精准更强调的是为了与新的理念及诊断、治疗同步[9]。

驱动肿瘤发生的分子疾病研究表明,每种肿瘤都有其自身的基因组特征,有些是特异性的,另一些则是非特异性和多类型的,了解这些就可更有针对性地进行诊治[2]。

当今临床医学已进入“精准医学”的新时代,总的目标是需求牵引,以降低重大疾病的发病率、病死率和致残率为重点,以技术创新提升医疗服务的品质,从而使人类生活得更健康。

参考文献

[1] 曾小峰. 迈向精准医学. 中华医学信息导报, 2015, 30(15):11.

[2] Collins FS, Varmus H. A new initiative on precision medicine. The New Eng J Med, 2014, Feb 2 [Epub ahead of print].

[3] 田埂. “精准医疗”之手:基因组学将如何改变医学模式? 生命世界, 2015, 41(9):42-45.

[4] 董家鸿. 精准肝脏外科的现代理念与临床实践. 中华消化外科杂志, 2012, 11(1):8-10.

[5] 陈志南. 基于修饰型抗体/免疫细胞治疗的精准医学前景. 中华医学信息导报, 2015, 30(15):11.

[6] 董家鸿. 构建精准医疗体系,实现最佳健康效益. 中华医学杂志, 2015, 95(31):2497-

2499.

[7] 石远凯，孙燕. 精准医学时代肿瘤内科治疗的发展方向. 中华医学杂志，2015，95(31)：2518–2521.

[8] 范廷勇，李建彬，于金明. 图像融合技术在精确放疗中的作用. 国外医学·放射医学核医学分册，2004，28(4)：163–165.

[9] Jameson JL, Longo DL. Precision medicine-personalized, problematic, and promising. The New Eng J Med, 2015, 372(23):2229–2233.

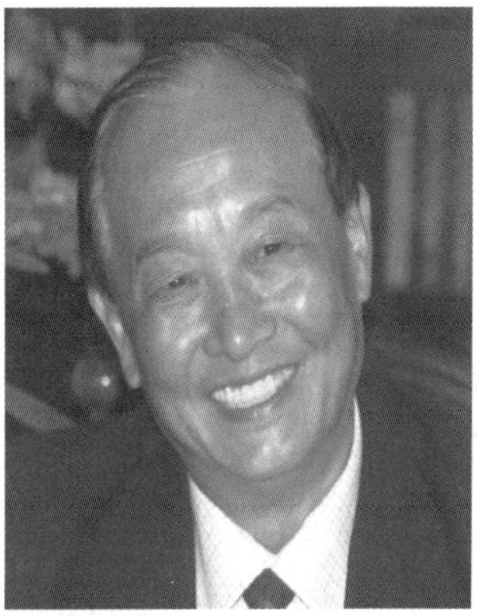

王正国 1935年12月出生于福建漳州，中国工程院院士，现任国际交通医学学会主席，《中华创伤杂志》主编，解放军医学科学技术委员会常务委员、外科领域委员会主任委员。

王正国院士是我国冲击伤、创伤弹道学、交通医学研究的主要创始人之一，国家重点学科“野战外科学”学术带头人。他致力于战创伤基础理论和应用基础研究50余年，取得了一批国际先进以至领先的重大科研成果，为我国战创伤医学的发展作出了卓越贡献。先后获国家科技进步奖一等奖1项、二等奖4项，其他省部级奖项20余项。1997年获香港何梁何利基金医学科学技术奖；1998年获美国联合保健勤务大学 Michael DeBakey（迪贝克）国际军医奖，成为该奖设立以来至今获此殊荣的唯一亚洲人；2000年获陈嘉庚医学科学奖和国际交通医学重大成就奖；2002年获第四届光华工程科技奖。

开展体表慢性难愈合创面防控创新理论与关键措施研究以满足国家重大需求的理论与实践

付小兵

解放军总医院生命科学院

一、引言

精准医学的概念对创伤医学工作者,无论是从事颅脑创伤、四肢战创伤还是再生医学来说,是一个拓展和进一步提高治疗质量的规范与要求。研究遗传学的比较重视基因的背景,但对于研究创伤医学的学者来讲,精准的肝切除、精确创面清创等,也是“精准”二字在该领域的体现,因为某些疾病不一定要拘泥于遗传背景的治疗。所以,我觉得需要拓展一点这个概念,在不同领域比如医药、医疗技术、医疗产品,各自对“精准”作出正确的理解,才有可能从整体上推动我国医疗水平的发展。以下汇报的是我们有关体表慢性难愈合创面的治疗,我不会牵强附会地将创面治疗与精准医学联系起来,但我们确实在精准治疗创面等方面进行了大量工作,从整体上提高了我国慢性创面治疗的水平和促进了该领域技术的进步。

二、创面治疗是国家的重大需求

创伤治疗是国家的重大需求。尽管在我国,心血管疾病、肿瘤等是很重要的健康杀手,但能够引起国家的高度重视,特别是在中央政治局层面能够进行专题会议研究的在我记忆中只有两个:一个是 2003 年的 SARS(重度急性呼吸综合征),当时中央每天开会研究 SARS 疫情的防控;第二个就是创伤医学,特别是汶川特大地震、温州动车事故,还有一些重大的灾难性创伤事故发生以后。创伤的医学救援能够引起高层的高度重视,特别是创伤医学,主要在于它具有突发性、惨烈性、对公众的巨大冲击性以及对社会危害严重等,所以说它在整个医学中的位置是相当独特的。创伤是最古老的医学问题,而创面治疗又是该领域的基础与核心问题,因为有创伤就有组织的修复和再生。修复涉及几乎所有人类损伤和疾病治疗,涉及抗衰老和保健等领域,涉及多个产业链,受累人数达数亿人次以上,甚至难以估计。如果我们仅仅聚焦于慢性难愈合创面,比如由糖尿病引起的糖尿病足、放射性创面、感染性创面等,我国每年的治疗需求为3000万人次左右。慢性难愈合创面给国家和家庭带来的负担是巨大的。根据我们的调查,一个复杂的慢性难愈合创面病人往往需要2~3人来护理。2008年我国慢性难愈合创面病人的平均住院日为21天,创面平均治疗费用为12 227元;而同期我国普通病人平均住院日仅为8.6天,平均医疗费用为4132元。可见由于创面带来的社会负担与家庭负担,比如人力负担、压床负担等是普通疾病的3倍左右。过去我们都不太重视创面,认为一个创面对老百姓的吃喝没什么大的影响,对社会没什么影响,实际上它的危害是非常大的,是影响现代社会和谐发展的重要慢性疾病之一。

三、如何对创面开展精准治疗?

传统的创面治疗主要是手术加有限的辅助方法,比如敷料、纱布覆盖创面等,本质上是等待愈合。研究表明,创面愈合速度是可以加速的,因此现代创面治疗的概念强调,在病因和手术治疗的基础上,应该采用多种方法,包括生物、物理、化学、材料等来主动促进创面愈合。创面愈合是可以加速的,这是一个新的概念,而不是像过去一样,被动地等待创面愈合,这来源于20世纪90年代我们在以基因工程生长因子为代表的一些创新药物研发并成功转化应用于创伤烧伤治疗取得成功以后,改变了我们有关创面愈合的传统认识。此外,我们还认识到改变创面愈合的微环境,也是加速或促进创面愈合的重要手段。所有这些使我们对整个创面愈合的认识发生了革命性的变化。除此之外,创面治疗还不单纯是一个理论与技术的问题,而是一个复杂的系统工程,涉及学科建设、管理、治疗模式改变等许多新的内容,是现代创面治疗创新体系的核心,应该予以特别重视。只有整个治疗模式的改变,再加上新技术的运用,才有可能在很大程度上提高创面愈合速度和提高愈合质量。

过去对创面治疗,依靠的是一个旧的体系,这个旧的体系把创面仅仅看成是一个并发症,是各种原因引起的并发症。由于是一种并发症它就没有一个专门的科室来进行治疗。就是说一个慢性难愈合创面病人到医院以后,收治他的科室可能是骨科,可能是烧伤科,也可能是创伤科,甚至还有内分泌科、糖尿病科等。由于疾病表现的形式不一样,使得这些科室难以对复杂的创面开展专科治疗。另外,过去对创面治疗往往只注意速度,忽视了相关质量问题。现在,在关注速度的前提下更加注重修复和愈合的质量,即使创面达到精准或完美的修复,不留下瘢痕和残留创面等。

创面治疗过程的本质是什么呢?是一个同病异治的过程,这就是精准医学在创伤治疗的体现。同样外表看起来是一个创面，但由于产生的原因不同，病因各异，有可能是烧伤创面，有可能是糖尿病足创面或者血管疾病引起的创面，它的治疗方法存在很大差异，需要同病异治，这也是对创面开展精准治疗的一种体现。

四、如何建设创面治疗创新体系？

目前我国传统的创面治疗模式已经不能满足创面治疗学科的发展和病人治疗的需要，必须建立新的模式以应对复杂难治性创面的治疗难题和新的挑战。根据我们的调查，我国过去创面的愈合率是非常低的。最近我们的相关调查表明，在一些大医院，以创面为主诊的病人出院时创面真正的治愈率只有 60%左右。也就是说还有 40%的病人出院时其创面并没有愈合。为什么呢？第一，病人住院时间太长，而长期压床影响医院床位的有效运行。根据我们的调查，一般慢性难愈合创面患者平均住院时间为 1 个月左右。第二，病人没钱继续进行治疗。因为创面治疗消耗的经费是非常大的。第三，是医院床位周转的需要，病人必须出院了，医院要考虑平均住院日等。结果是 40%的病人，创面没有治愈就出院了，他们中的一部分到了社会上创面越来越重，形成慢性难愈合创面。所以，必须改变这种创面治疗的现状，我们在 20 世纪 90 年代意识到，必须建立新的模式、新的技术、新的体系来提高我国的创面治愈率。

关于未来创面治疗的发展，首先应该把创面看成是一大类疾病，是由各种原因引起的一大类复杂的疾病，原因可以是创伤，可以是糖尿病，也可以是内分泌病等。由于创面是一大类疾病，它就应该由一个专科来进行治疗，因此，需要建立创面治疗专科。有了创面治疗专科以后，就应该有创面治疗专科医生和专科护士等。那么将来的创面治疗是一个什么模式呢？它应该是医院、门诊、社区、家庭、个人五位一体的治疗模式，如果采取这种新的模式，就有可能改善我们现在创面治疗存在的问题。如何突破这个瓶颈呢？从 20 世纪 90 年代起我们就在考虑怎么针对这个老的问题作出创新的内容，以满足老百姓和国家的重大需求。

五、如何突破创面治疗难题？

由于时间关系，有关我们在体表慢性难愈合创面开展的流行病学研究、发病机制研究以及创新治疗方法的建立等创新成果就不在这里详细介绍了。仅仅讲讲为了推进创面精准治疗我们在学科建设、治疗模式创新和管理学方面的创新与突破。

首先，由于认识到创面是一大类复杂的疾病，我们提出了创建创面治疗专科的设想。我们提出在全国有条件的医院要建立独立的创面治疗专科，把创面看成是一类复杂疾病来进行专科治疗。那么创面治疗专科的内含和特征是什么呢？它的特征是它具备治疗各种复杂、难治型创面的能力、条件和技术手段。这和传统的把创面分散在不同的科室治疗是完全不一样的。根据我们最近完成的对全国100多所三甲医院建立的创面治疗中心的调查,这些创面治疗中心从来源上讲可能来源于以前的烧伤科扩展功能,也可能来源于骨科,或来源于以糖尿病等内分泌病见长的专科医院建立的糖尿病足专科等。总之,它是一个把创面作为一个专门疾病来进行专科治疗的科室。这些创面治疗专科的另一个特征是在医生指导下的创面治疗,它改变了过去认为创面治疗就是护士换药的理念。新的创面治疗模式是在医生指导下、由创面治疗医生和创面治疗师(门诊的护士经过创面治疗专科培训后)来共同治疗创面。

第二,如何把病人分流在不同层级的医疗机构治疗。我们创建了基于大医院创面治疗专科与社区等基层医疗机构实行双向联动的模式。刚才讲到很多病人在基层、在社区,而创面治疗的一个显著特征是它的大门诊,小部分可以在基层开展。和颅脑、肝脏、胸腔疾病治疗不一样的是,创面可以在条件相对来说比较简陋或者只要相对洁净的环境下进行。比如要进行肝脏手术、颅脑手术等,必须在手术室进行,但是创面治疗在一个相对干净的房间就可以开展了,这样就为我们在基层开展创面治疗提供了基础。那么怎样才能把病人留在基层,实现大医院和社区的双向联动呢?我们建立了第二种模式,真正实现了大医院的创面治疗中心和社区医疗机构创面治疗点的双向联动。大医院的责任是对复杂、疑难的创面开展深度治疗,比如皮瓣、血管重建等。还有就是指导基层创面治疗、规范人才培训等。而与之联动的基层、社区创面治疗点的主要任务是开展创面病人的筛查、初步治疗以及开展相关教育,等等。为此,我们首先在上海第九人民医院建立了创面治疗中心,把这个中心和社区的医疗机构进行双向联动。2010年我们倡导在上海九院浦东的一个院区建立一个创面治疗中心,它和浦西的六个社区卫生站的创面治疗点开展联动,如果病人需要深度治疗,他就在九院创面治疗中心治疗;如果病人不需要深度治疗(就像平时说的仅仅需要换药),他就回到社区治疗。最典型的是周家桥社区,这是在全国社区医疗中非常典型的一个单位,开展点对点的服务。为了把病人留在基层,必须要有新的技术下沉到基层,把大医院创面治疗专科和社区卫生站联系起来。在2010年左右,我们采用4G技术把大医院的创面治疗中心和社区的创面治疗点联动起来,这样就使得病人在社区得到和大医院一样的治疗效果和治疗水平。

图1显示的是一个典型的双向联动场面,即上海第九人民医院创面治疗专科医生和上海长宁区周家桥社区联合治疗一个复杂的难治性创面。这个病人目前不需要到大医院深度治疗,只需要在社区进行治疗。通过4G技术,病人在社区的整个治疗过程通过4G光纤系统传到上海第九人民医院创面治疗专科吴医生的工作站,吴医生通过工作站,看见这个创面就和她在现场看见的一样,十分

清晰。她指导社区医生来治疗这个创面，这和过去单纯的护士换药、护理治疗不一样了，病人也了解到她在社区得到的治疗实际上和在大医院是一样的。所以，这个双向联动和 4G 技术的采用对基层病人的治疗和把病人留在基层产生了非常好的效果。上海九院采用双向联动机制取得的效果表明：病人的创面治愈率从以前的 60%左右提高到 94%，每次治疗费用从以前在大医院的 150 元左右下降到现在的 30～40 元（以用现在比较好的敷料对创面换药来计算，如果一个病人一个星期换药一次，或一个月换药 4～5 次，每个病人每次节约 100 元，一个月可以节约 400～500 元。而这些患慢性难愈合创伤的病人常常都是老年人，吃低保（城市或农村居民最低生活保障），如果能够每个月为他们节约几百甚至上千元，就相当于给他们节约了生活费用，这是多么重要的工作）。此外，这种模式也给这些患者节约大量的时间。过去像这样一个复杂创面病人要去医院进行治疗，至少得花大半天时间，还需要麻烦家里人，现在就在家门口打个电话预约后，半个小时就解决了。对医院来说，创面治疗专科为医院固定了大量的病人，避免了病人没有目的地到处求医问药；治愈率提高了；平均住院日只有 16 天，解决了医院长期压床的难题；关键还有药占比也下降了。

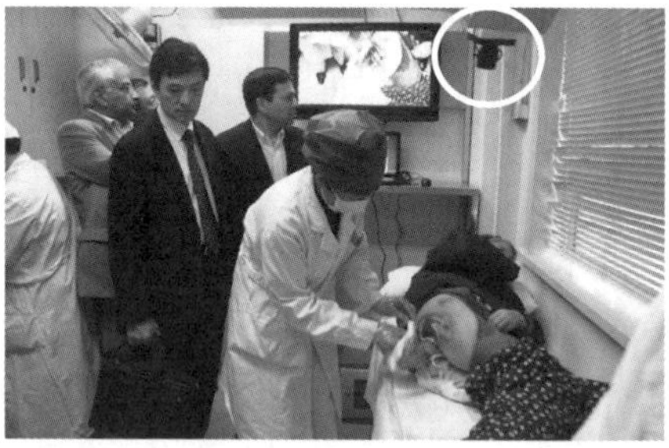

周家桥社区医生在创面治疗点治疗创面

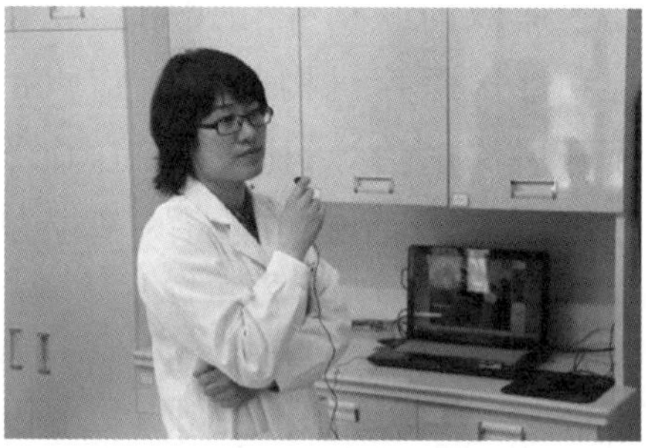

上海第九人民医院创面治疗专科医生通过4G技术指导基层创面治疗

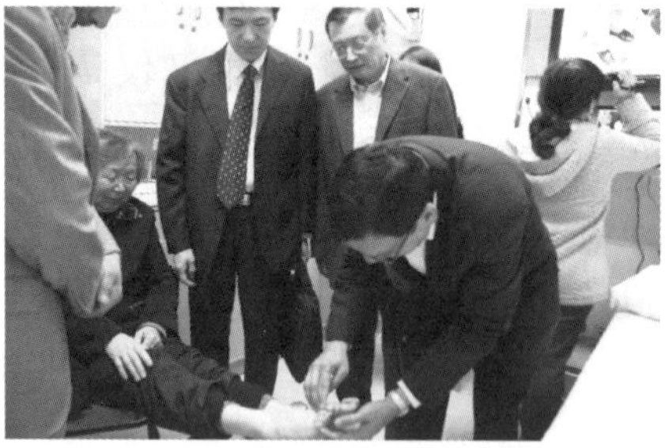

第一届中欧创面修复学术会议期间国外代表参观远程高清视频诊疗系统，社区医生通过该系统在指导下对褥疮患者进行诊断和治疗（2011年）

国际评价：过去人们向西方看是因为西方的工业化成绩。现在，关于创面治疗，我们需要“向东方看”了。

Raj Mani, MD, PhD
《国际下肢创伤修复杂志》主编

图 1 上海第九人民医院创面治疗专科医生和上海长宁区周家桥社区联合治疗

第一代”4G”系统高清、可视，但是不太方便，它需要靠光纤传送，比较固定等。很多创面病人在基层、在农村、在山区，怎样把这些创新理念和治疗技术推广到基层去？现在我们又建立了第二代利用 WiFi 延伸创面治疗技术，也取得了非常好的效果。比如在浙江金华婺城区的一个创面治疗点，通过对基层创面医疗点的医生进行创面治疗专科培训，医生掌握了创面治疗知识，他通过佩戴联想的眼镜系统，整个治疗过程通过 WiFi 传递到上海九院肖玉瑞教授工作站，肖教授看见的创面，也和他在现场看见的一样，这样可以精确指导基层医生进行创面治疗，由此延伸了整个治疗的距离。过去这些病人往杭州、上海转诊，一是非常困难，二是耗费人力、物力、财力，现在在基层就能解决，取得了非常好的社会效益和经济效益。现在的第二代系统，原则上有 WiFi 的地方都可以实现技术的延伸，但稳定性需要加强。

第三，创新培训模式，对各级创面治疗人员（医生和护士）开展序贯性的创面治疗专科培训。通常认为这个培训大家都在做，很简单，没有什么新的内容。但对创面治疗来讲，并不是说你原来是骨科医生，你改个名字就变成创面治疗医生，你就能治疗创面了，不是这样的，它们具有根本的区别。创面由于其发生的复杂性和病因的多样性，完全是一个独立的专科，创面治疗医师必须要经过培训以后才能上岗。举一个例子，有个从事烧伤治疗的老医生，烧伤治疗做得非常好，后来因为年龄关系不当主任了，他还想继续做贡献，于是在医院建立了一个针对慢性难愈合创面的治疗中心，专门治疗各种慢性难愈合创面。经过一年的实践以后，才意识到和过去想象的完全不一样。过去他以为治疗烧伤、创面的医生，对慢性创面治疗没有问题，结果看来问题很大，因为过去他作为烧伤科医生治疗其他慢性创面，可治可不治，治不好也没有关系，还可以有退路。现在他成立了慢性创面治疗中心以后，没有充分了解慢性难愈合创面的发病特征、发病机制，没有新的技术手段，如果治疗不好，就没有退路了。因此，对来自烧伤、骨科、普外科的有志于创面治疗的医生或专家，开展创面治疗专科培训十分必要。比如一个糖尿病足的创面，和烧伤残余的慢性创面完全不一样，因为它涉及血管、骨、内分泌、代谢和感染等，并不是一个单纯的创面问题。这就是为什么培训这么重要。另外，我们特别重视把过去从事创面治疗的护士培养成创面治疗师。过去在门诊为创面换药主要是护士，她们很辛苦，每天治疗大量的病人，但是客观地讲，她们的劳动仅仅是根据医嘱交换创面敷料的简单劳动，即把创面敷料拿掉，消毒创面，将新的敷料盖上去，胶布一贴就好了。这个过程对创面本身并没有积极的治疗作用，而且这些护士也不太了解为什么要这样治疗创面。现在把为创面换药的护士培养成创面治疗师后，她们就像医院妇产科的助产士、口腔科和放射科的技师一样，是一个受过专业训练、专业化的针对复杂创面治疗的技术队伍，这个队伍发挥的作用很重要。以前，我们对创面治疗医生和护士的培训是一个单纯学术性的培训，近年来我们把相关工作总结出来，并且汇报给了中国医师协会。中国医师协会已经深切感受到了建立创面治疗专科以及对创面治疗专科医生和护士进行专科培训对创面治疗产生的作用,他们已经原则上同意将来把我们开展的这种培训活动上升为中国医师协会的、半官方的资格培训活动。通过卫生部批准建立创面专科,有创面专科医生以后,将来创面治疗师就顺理成章地建立了,现在已经开始启动相关工作。在培训方面还有一个重要工作就是把预防创面发生的基本知识和技术落实到基层,传授给病人。我国糖尿病足的发生率已占我国慢性创面总数的36%左右。而很多糖尿病足早期是可以预防的,方法非常简单,即减压、避免受损伤、注意保暖等。这样一些简单的知识,但是病人不知道、不了解,这就是我国糖尿病足创面早期防控重要性的关键所在。如果医生、护士能够深入到基层、社区,告诉病人早期怎么防控,将会对降低糖尿病足的发生率起到较大的作用。根据典型的社区调查,这些方法可以有效地降低20%的糖尿病足的发病率。可以想象就这样一些简单但又不花太多钱,又没有太多复杂技术的培训和教育活动,对病人却是非常有利的。

第四,创新与快速转化应用创面治疗新技术也是提高慢性难愈合创面治疗效果的关键。有了模式,有了技术,还要有新的治疗手段和方法才能产生好的治疗效果。从20世纪90年代开始,我们研发了部分具有原创的、针对慢性难愈合创面的创新治疗技术,如 growth factors(生长因子)、stem cells(干细胞)等。同时,也引进和快速转化应用了许多新的技术与方法并应用到创面治疗中,如 modern dressings(现代敷料)、vacuum suction(负压治疗)、biomaterials(生物材料),collagens(胶原)、novel debridement(新型清创术),等等。

六、初步实践取得显著效果

创新治疗模式和创新治疗技术与方法的应用,使我们在慢性难愈合创面治疗方面取得了显著效果。我们最近调查了69个大的创面治疗中心,根据在创面治疗中心建立前后卫生经济学指标的变化,可以看到非常显著的效果。比如患者的平均住院日从以前的47天下降到26天,治愈率从以前的54%上升到93%左右等。如果把这些临床治疗效果与国际同类先进结果进行比较,比如就糖尿病足来说,我国糖尿病足总截肢率为7.2%,大截肢率为4%,远远低于日本、新加坡、欧洲等发达国家,而创面愈合率也有明显提高。

由于这些创新模式和技术与方法的运用,我们团队治愈了很多过去难治的、难愈合的创面,如持续存在了28年的静脉性溃疡、52年的电击伤创面、68年的弹片伤创面,以及近10余年来由于美容、隆胸导致的医源性创面等。这些病人过去并不是没有治疗,而是一直在治疗,但为什么没有治愈?我们取得成功的关键在于我们对创面难愈合机制的了解、创新治疗模式的建立以及创新技术手段的应用。下面是几个主要的典型病例。

典型病例一：56 岁，男性，糖尿病足患者（图 2）。最初是左脚背部一个非常小的深Ⅱ度创面，由于合并糖尿病，早期创面没有得到专科治疗，逐渐形成足背软组织缺损合并骨坏死、感染，合并左侧髂动脉闭塞，被北京多家三甲医院判定为需截肢以挽救生命。病人经过我们团队采用 deep 长球囊扩张血管及支架植入、选择性清创、负压治疗、高能光子、生长因子、先进敷料、植皮等综合治疗后，肢体保留，功能恢复。

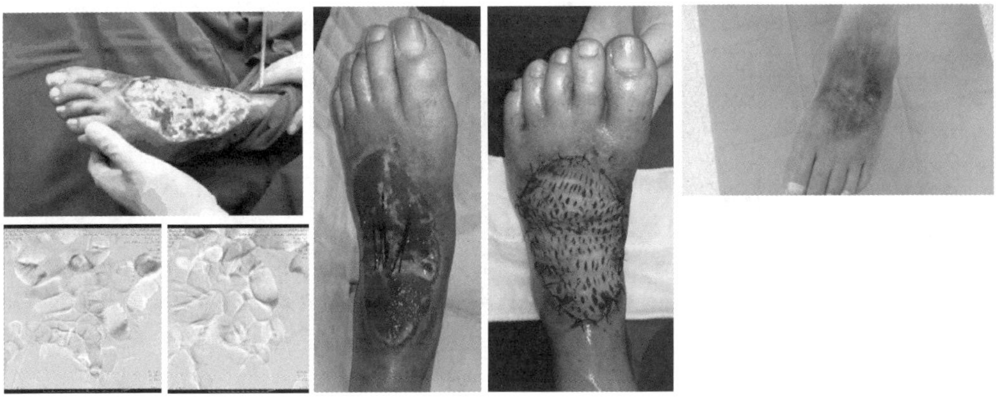

图 2　典型病例一

典型病例二：75 岁，糖尿病和糖尿病足患者（图 3）。足部严重缺血，大面积坏疽，基层换药合并感染创面生蛆。被北京多家三甲医院拒绝治疗，建议截肢以挽救生命。病人经我们团队采用 deep 长球囊扩张血管、选择性清创、负压、蓝光、高能光子、现代敷料、因子诱导等综合治疗，肢体保留，功能部分恢复。

特别值得一提的是，我们团队采用新的成果，治愈 70 年没有愈合的创面

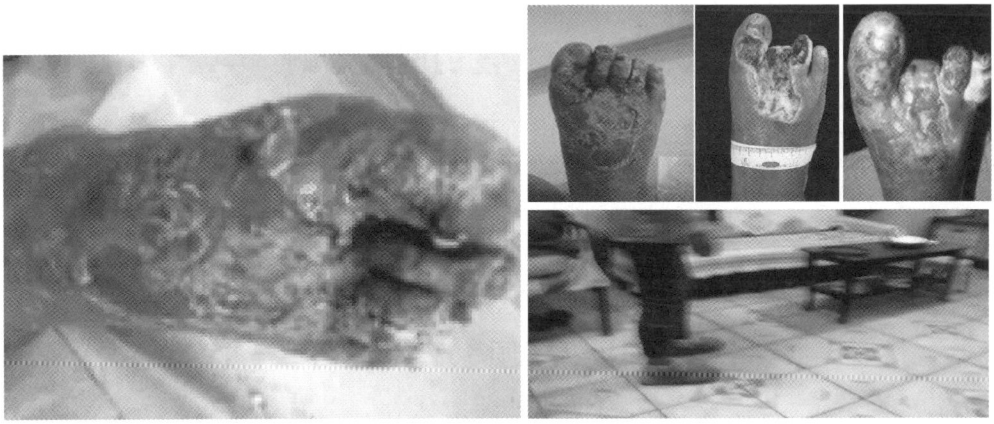

图 3　典型病例二

(图4)。该病人自诉在1942年日本进攻浙江金华时,可能使用了化学或细菌武器(需进一步确定),之后患者下肢出现创面,反反复复70年没有愈合。我们团队采用清创、彻底切除纤维板、负压治疗、生长因子、生物治疗、皮肤移植等创新治疗方法,创面52天愈合,在社会上产生了广泛影响 。

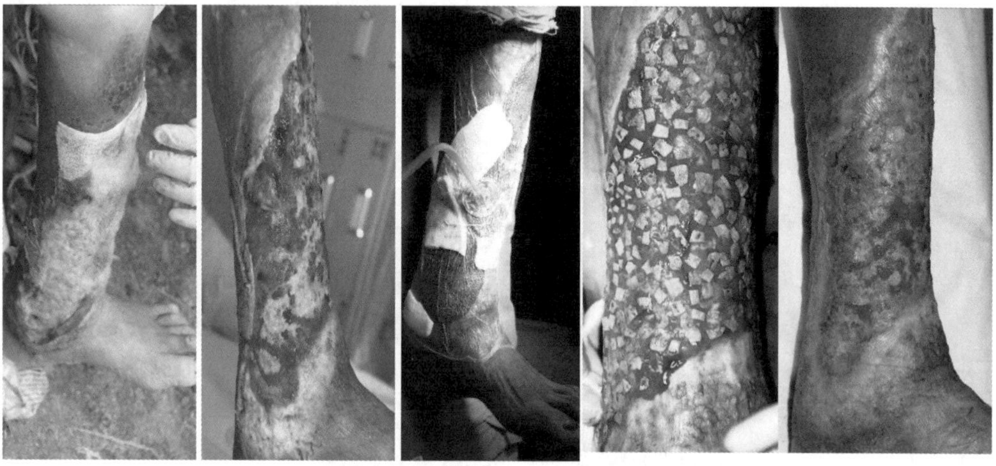

图4 治愈70年没有愈合的创面

七、国家和政府大力支持

由于我们开展体表慢性难愈合创面防控创新研究取得了创新成果及显著的临床疗效,近年得到国家和政府的大力支持与高度认可。比如中国科学院、中国工程院把再生医学(就创伤专业而言,创面治疗是再生医学的重要组成部分)列入"十二五"和2030年重大计划以及2050年国家中长期规划。我们的相关研究成果和部分建议已经促使政府重视和改进工作,且得到国家领导人及相关部门的高度重视。

八、产生了广泛的国际影响

创面治疗得到了国内的高度肯定,同时产生了比较好的国际影响。英国广播公司(BBC)及著名期刊 *Science* 等都有高度的评价,国际同行对我们的工作也给予了高度的肯定,赞扬我们能以较少的钱解决老百姓所面临的难题。另外,外国专家经过实地考察之后认为,关于创面治疗"应该向东方看"了。

九、成果获国家高度认可

我们在体表慢性难愈合创面防控领域开展的创新和系统研究使我们这个团队在学科建设和人才培养方面取得了比较好的成绩,成果获得国家的高度认可。

总体来讲经过20余年的实践，我们初步创建了一个创面治疗学科，培养了一批人才，形成了一个团队，服务了广大患者，满足了国家需求。研究成果《中国人体表难愈合创面发生新特征与防治的创新理论与关键措施研究》获2015年度国家科技进步奖一等奖。更可喜的是创伤治疗在老一代专家的指导下不断传承，形成了以"学习、传承、创新、发展、和谐、共享"为特色的我国创面治疗学科的大好局面。通过创面治疗这一典型案例，使我们看到通过创新与转化，我们可以不断把创伤医学的最新成果应用到解决老百姓的实际问题当中去。

十、几点不成熟的思考

创面治疗是医学领域最古老和最基本的问题之一，过去创面治疗长期没有得到应有的重视，如何把一个最古老和基本的问题作出创新的内容？我们的体会是：一要了解国家和老百姓的重大需求（需求导向）；二是要提出解决问题的创新思路和方法（创新驱动）；三是把原始创新与集成创新有机结合（高大上与接地气）；四是成果需要快速转化以造福广大患者（服务应用）。在这个过程中，我们得出的结论是：没有创新的研究是瞎做，没有转化应用的研究是白做。

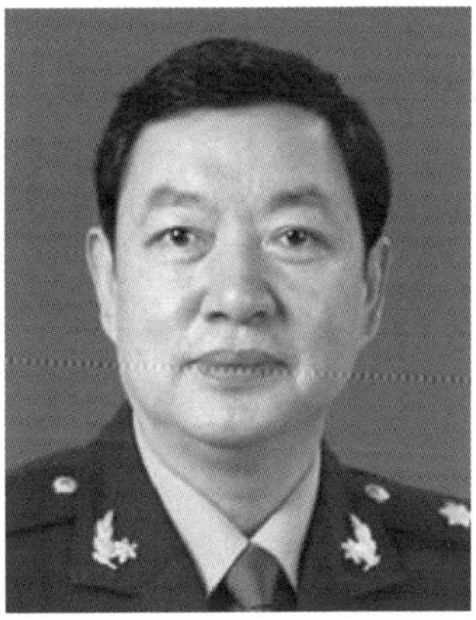

付小兵　教授，博士生导师，专业技术一级，文职级别特级，中国工程院院士。现任解放军总医院生命科学院院长，兼任国际创伤愈合联盟执委，亚洲创伤愈合联盟主席，国务院学位委员会学科评议组成员，国家技术发明奖、国家科技进步奖评委，中国生物材料学会候任理事长，中华医学会组织修复与再生分会主任委员，中华医学会创伤学分会前任主任委员，国家"973""创伤和组织修复与再生项目"首席科学家，国家自然科学基金创新群体负责人，1995年国家杰出青年基金获得者。

长期从事创伤和创伤后的组织修复与再生医学研究并取得突出成绩。主编《中华创伤医学》《再生医学：基础与临床》等学术专著20部，参编30余部；在*Lancet*等国内外期刊发表学术论文500余篇。以第一完成人获国家科技进步奖一等奖1项、二等奖3项；获"何梁何利基金科学与技术进步奖""求实"杰出青年奖、中国人民解放军杰出专业技术人才奖、中华医学会创伤学分会"终身成就奖"、中华医学会烧伤外科分会"终身成就奖"和"国际创伤修复研究终身成就奖"等多项荣誉。荣立一等功。

烧伤感染危险因素及防控策略

夏照帆

第二军医大学附属长海医院

一、引言

大面积烧伤是所有危重病抢救中救治难度最大的一种疾病。随着烧伤休克的死亡率不断降低,感染已经成为大面积烧伤病人的第一位死亡原因。文献调研结果显示,无论在国内还是国外、发达国家还是发展中国家,也不论是在成人或儿童,烧伤感染的发生率和死亡率一直居高不下。为了探讨造成烧伤病人感染的危险因素,以及烧伤感染的防控策略,我们对 2014 年江苏省昆山市一起金属粉尘爆炸造成的大批烧伤患者的临床救治资料进行了系统的总结分析,现将结果汇报如下。

二、昆山爆炸烧伤患者的一般情况

这批患者共 185 人,均为超大面积的深度烧伤,同时伴有吸入性损伤和爆震伤。患者伤情危重,平均烧伤体表面积达 85%TBSA 以上,Ⅲ度烧伤面积达 73% TBSA,吸入性损伤发生率高达 95%,总体死亡率为 41%,脓毒症发生率和死亡率分别为 62.2%和 60.9%。

三、烧伤感染的危险因素

(一)创面

创面是造成烧伤患者感染的首要因素。这批患者创面具有大(烧伤面积大)、深(烧伤深度深)、缺(供皮区面积少)、长(愈合时间长)、阳(细菌培养阳性)的特点。分析创面感染的病原体构成比发现主要以革兰阴性杆菌为主,且以鲍曼不动杆菌、肺炎克雷伯菌和铜绿假单胞菌最为多见。革兰阳性菌较少,仅占 5.9%,而真菌感染率大大增加,为 10.6%。对细菌耐药性分析发现以下特点:鲍曼不动杆菌对替加环素部分敏感;大肠埃希菌对阿米卡星、亚安培腩及替加环素敏感;肺炎克雷伯菌对舒普深耐药,对阿米卡星、亚安培腩及替加环素部分敏感;

铜绿假单胞菌对头孢他定、头孢吡肟、左氧氟沙星、特治星及舒普深部分敏感，亚安培腩大部分不敏感。创面培养出的革兰阳性菌主要为金黄色葡萄球菌，且均为 MRSA，但对万古霉素尚保持敏感。

（二）经创面置管

这批烧伤患者深静脉、动脉置管率高达 84.3%，其中股静脉置管占深静脉置管的绝大部分（80.95%），而动脉置管全部为股动脉。由于患者体表皮肤大面积缺失，90%的导管通过创面或邻近创缘，造成导管护理困难。比较烧伤重症患者与普通 ICU 重症患者发现，导管培养阳性率差异显著（67% vs. 2.4%）。烧伤重症患者导管相关性血流感染发生率也明显高于普通 ICU 重症患者（39.7% vs. 20.4%）。导管培养细菌种类及耐药情况与创面非常相似，也说明导管感染与创面感染有一定的内在联系。

（三）吸入性损伤和肺爆震伤

此批患者中 95.1%发生重度吸入性损伤。吸入性损伤造成患者口腔、咽部和气道内创面。肺爆震伤使患者肺泡发生出血、间质水肿等病理改变，为细菌感染提供温床。此外，由于患者咳嗽乏力，气管切开率高达 90.9%，平均呼吸机使用 25.8 天，增加了呼吸道感染的发生概率。烧伤患者痰培养的主要病原体分布与创面和导管类似，均以革兰阴性菌为主，其中鲍曼不动杆菌、铜绿假单胞菌和肺炎克雷伯菌位列前三；真菌感染比例较体表创面更高，达到 18.1%。痰培养的药敏结果与创面培养结果类似，其中位列第一的鲍曼不动杆菌显示泛广谱耐药，给临床处理带来了很大的困难。

（四）多渠道侵袭的血流感染

烧伤病人在严重的创伤和应激之后，体内肠道黏膜的通透性增加，发生肠道菌群转移。导管源性感染、长期消耗及免疫力低下造成的条件致病菌感染，以及长时间广谱抗生素使用造成的选择性耐药菌感染叠加在一起，都给临床治疗带来了更大的困难。与普通 ICU 重症患者相比，昆山烧伤患者血流感染发生率、导管相关性血流感染、血流感染中的混合感染发生率均显著增高。血流感染的主要病原体分布和药敏结果均与创面、导管大致相同。其中，混合感染中最常见的细菌组合是：鲍曼不动杆菌+肺炎克雷伯菌，鲍曼不动杆菌+金黄色葡萄球菌，以及金黄色葡萄球菌+肺炎克雷伯菌。

(五) 病程长、多器官功能耗竭

烧伤病人尽管伤情重,早期机体的代偿能力、应激能力和免疫力相对较好。但由于供皮区缺乏,创面修复面临困难,病程长,造成脓毒症的发生率较高。此批患者脓毒症的发生率高达 62.2%,脓毒症死亡率为 60.9%。且患者一旦发生脓毒性休克,死亡率可达 90.5%。因此,脓毒症及脓毒性休克已成为危重烧伤患者死亡的首要原因。烧伤患者脓毒症发生在伤后第 4—64 天(平均第 13.3±12.4 天),而脓毒性休克发生时间较晚,平均在伤后第 34.4±26.8 天。脓毒性休克一旦发生,常导致心血管、呼吸、中枢神经、凝血以及肝脏、肾脏、胃肠道等多系统或器官功能严重损害。

四、烧伤感染防控策略

(一) 成批危重烧伤救治模式的探讨

本次昆山爆炸伤导致了批量严重烧伤患者,单纯依靠江苏省医疗救治力量显然不够。国家卫计委紧急调集了江苏省全省烧伤和重症专业医务人员,并从全国抽调了部分烧伤和重症医务人员,集中到昆山、苏州、无锡等地参加救治。救治模式主要分为烧伤科为主和综合 ICU 为主两种。经比较,以烧伤科为主的模式救治成功率较高(61.48% vs. 50.00%)

(二) 积极处理创面是关键,外科感染还需外科干预

尽快修复创面是防止感染的根本。烧伤患者创面修复依靠自体皮源,而大面积烧伤病人缺乏自体皮源,皮肤替代物成为目前大面积深度烧伤患者救治的瓶颈问题。除了皮肤移植,一些过渡性的创面治疗技术也在患者救治过程中使用,包括负压封闭实时引流、VERSAJET® 水刀系统清创,对治疗有一定的辅助作用。存活的患者采用的植皮方法包括微粒皮移植、MEEK 植皮和混合移植,可将自体皮源面积扩大 4~16 倍。

(三) 病原体快速检测

快速检测病原体是合理使用抗生素的基础。我们尝试与华大基因合作,利用高通量基因测序技术,能够在 24 小时内快速鉴定血液中细菌种类,敏感性和特异性均较高,为合理使用抗生素创造了条件。

(四) 合理应用抗生素

为防止长期使用抗生素造成抗生素耐药,我们强调关键时期(如水肿回收

期、围手术期)加强应用抗生素,尽可能避免预防性应用抗生素,针对性应用敏感(窄谱)抗生素。在外科手术操作中加强无菌操作,尽量避免感染,也能减少抗生素使用。

(五) 尽早胃肠道营养支持

尽早给予肠内营养能够促进肠道蠕动,减轻肠黏膜水肿,调节肠道菌群,促进肠道黏膜修复。经口进食有利于上消化道自洁,可减少肺部感染。

(六) 医源性感染的预防

为了避免导管相关性感染,应优先处理腹股沟等插管区域创面,尽量使用外周静脉,加强导管护理,并定期更换。使用抗菌导管可能降低导管相关血流感染的发生率。

(七) 翻身床

翻身床为我国自行研制,烧伤科特有,用于烧伤患者翻身,便于处理背部创面,同时可用于翻身拍背、气道冲洗、咳痰,对防治肺部感染起到重要作用。翻身床的使用使我国烧伤危重病人由于肺部并发症导致的死亡率显著低于国外。

(八) CRRT(连续性肾脏替代治疗,透析+滤过+吸附)

CRRT 在脓毒症患者的救治过程中常使用,可清除机体代谢废物及部分药物代谢物,有效清除或减少毒素和炎症介质,纠正电解质紊乱,维持内环境稳定。应注意的是 CRRT 只是改善脓毒症的症状,治标不治本,及时清除感染病灶才能使脓毒症得到有效控制。

(九) 加强胰岛素治疗

胰岛素强化治疗在重症领域得到广泛关注和重视,但使用与否、使用时机尚存争议。根据我们的实际经验,还是应该使用胰岛素将患者的血糖控制在一定的范围内(10 mmol/L 以下),用微量泵给药便于适时调整用药量较皮下给药安全。

(十) 序贯细胞保护与脏器功能维护

包括细胞能量代谢支持、炎症控制、肝功能支持和免疫调理。

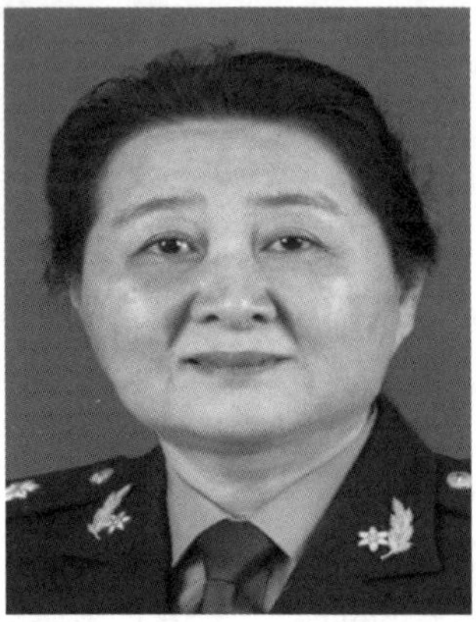

夏照帆 主任医师，教授，博士生导师，中国工程院院士。现任职于第二军医大学第一附属医院烧伤外科，担任国家重点学科（烧伤外科学）及教育部创新团队学术技术带头人，上海市烧伤急救中心主任，全军烧伤研究所所长，全军烧伤休克与器官损伤防治重点实验室主任，上海市烧伤临床质控中心主任。兼任中华医学会烧伤外科学分会前任主任委员，国际烧伤学会执行委员，中国微循环学会理事，全军医学科学技术委员会常务委员等。

长期致力于烧伤疾病的临床诊疗、教学和基础研究工作。所领导的团队在组织工程皮肤构建方面做了系列基础和临床研究，获得了一批发明专利，并先后在 *Biomaterials* 等国内外核心期刊发表了多篇论文。先后主持国家科技支撑计划、军队重点项目等课题 20 余项。获国家科技进步奖一等奖 1 项、二等奖 2 项、三等奖 1 项，其他省部级科技奖励 16 项。

从“精准外科”走向“精准医学”

董家鸿

清华大学医学院　北京清华长庚医院

一、精准外科的理念与内涵

（一）精准外科理念的建立

20世纪以来，现代科技与外科学的紧密结合，推动着外科干预能力和水平的快速发展和显著提升。然而以经验医学为主导的传统外科模式仍受到经验的局限性、推理的不可靠性、技术的不可控性等不确定性因素的制约和困扰。伴随着第三次生物医学革命的浪潮，当代外科的理念、策略、技术和业态发生了深刻改变，一种契合现代科学技术特征的全新外科理念和范式悄然萌发。

追随着当代医学科学发展的步伐，我们在系统优化肝胆胰疾病外科治疗的临床实践中，感悟到现代科技推动下当代医学理念正在发生的改变。我们发现，在影响病人外科治疗结局的诸多因素中，病灶清除、脏器保护和损伤控制这三个核心要素起着决定性作用。清除目标病灶是使疾病获得最佳控制的前提，从病理学原则出发，切除器官组织的范围越大，彻底清除病灶的概率就越大。器官功能组织的保留及结构完整性的保护是恢复患者机体生理功能的决定因素，从生理学原则考量，器官功能性组织保留越多，越有利于患者生理功能的恢复；控制手术造成的患者生理和心理创伤反应，是保障手术安全和促进患者康复的重要措施。在外科实践中病灶清除、脏器保护和损伤控制三者之间是相互联系、相互制约，甚或相互矛盾的。寻求在相互制约条件下三要素最佳平衡是达成外科治疗中安全、高效和微创的多目标优化并最终实现病人最大化获益的关键策略，这是当代外科在追求最佳临床实践中应当秉持的科学理念[1]。这一理念的全面实现有赖于现代科技条件下的确定性外科实践，后者奠定了准确决策和精确应用适当手术干预方法、从而达成外科处理中三要素最佳平衡的基础。然而在以医师个人经验为主导的传统外科实践中难免存在着理念的偏颇和技术的不确定性，因而外科三要素平衡和多目标优化的策略往往难以实现，面对复杂病情时则尤为困难。例如在肝胆外科临床实践中，受制于肿瘤生物学行为评估的不确定性和肝脏储备功能测量的不可靠性,对肝癌病人的肝切除手术常存在必须肝切除范围和允许肝切除范围的双重盲目性。在上述不确定状况下,不同理念主导的决策和手术可造成两种截然不同的后果,激进态度下的肝切除过量可增加肝衰竭的风险,而保守态度下肝切除不足则导致肿瘤残留的风险。因此传统外科中以疾病为中心、过度追求手术治疗物理效果的局限化医疗理念必须被以病人为中心、恢复病人整体健康和改善生命质量的系统化医疗理念所取代。对手术质量的评价也应由过去片面强调彻底清除病灶的单维度考量转向兼顾最小化创伤侵袭及最大化脏器保护的多维度综合考量。

我们深感建立新的外科理念以引导当代外科发展的必要性和迫切性,新的理念和范式应基于临床实践的高度确定性,通过准确决策和精确干预寻求病灶清除、脏器保护和损伤控制三个外科要素的最佳平衡,达成外科处理安全、高效和微创的多目标优化,实现患者最大化获益的最终目的。实现外科三要素平衡和多目标优化依赖“精”且“准”的外科决策和手术干预。借鉴工程学定义,精度(precision)即重复测量(值)间的离散程度,准度(accuracy)即平均值与真实值的接近程度。只有在工程作业中兼顾精度与准度,做到有的放矢、箭不偏发,才能保证工程效能和产品质量。同样,在外科决策和干预中,充分而必要的精度和准度,是实现对目标病变进行恰到好处处理从而获取预期效果的前提,这也是近2个世纪以来现代外科锲而不舍追求的目标。我们将这一契合现代科技特征的外科学理念命名为“精准外科”(Precision Surgery)[1]。

我们于2006年在北京协和医院举办的全国肝脏外科学习班和解放军总医院举办的国际肝胆外科论坛上首次提出以最大化清除目标病灶、最大化肝脏保护和最小化创伤侵袭为核心理念的肝脏外科新概念——“精准肝切除术”,引起了国内外同行的关注[2]。精准肝切除术的实现不仅取决于手术作业的精准性,还有赖于以手术为中心的外科诊断与治疗全过程的精准性,它涵盖了病情评估、外科决策、手术规划、手术作业和围手术期管理等各个层面,为此我们把精准肝切除的理念拓展为“精准肝脏外科”(Precision Liver Surgery, PLS)[3,4]。随后,在国家科技支撑计划、科技部传染病重大专项、国家卫生部(2013年卫生部与国家计生委合并,改称国家卫生计生委)行业专项基金、军队医药卫生重点项目、国家自然科学基金项目等资助下,我们对精准肝脏外科的理论和技术体系进行了系统的科学研究和临床实践,建立了由理念、宗旨、法则和核心技术构成的精准肝脏外科范式(Paradigm of PLS),并在国内外推广应用[5]。随着“精准”原理在神经外科、胃肠外科、胰腺外科、乳腺外科、整形外科、骨科、妇产科、肿瘤介入治疗等诸多专业领域的广泛渗透和普遍应用,我们凝练了当代外科中“精准”的哲学基础、核心理念、科学内涵和技术特征,进而提出了对整个外科领域具有普适性的“精准外科”理念[1]。2009 年起我们相继在国内外专业杂志上发表论文并在一系列国际学术会议上发表专题演讲，对精准外科的理念和科学内涵进行了系统阐述，得到了国内外专家的广泛认同和积极响应。我们在外科领域中提出的“精准”理念较美国学者 2011 年提出的基于基因测序的“精准”药物治疗超前 5 年，表明中国学者在精准医学领域走在了世界的最前列。

（二）精准外科的科学内涵

精准外科倡导基于高度确定性的临床实践，准确选择并精确应用适当手术方法，寻求病灶清除、脏器保护和损伤控制三个要素的最佳平衡，实现外科治疗中安全、高效、微创的多目标优化以及病患最大化获益的最终目的。

精准外科的哲学基础是科学决定论（scientific determinism），任何事件的发生都可以追根溯源即是决定论的体现。在基于决定论的临床实践中，确定的病人、病情和处理必然导致确定的可预期的治疗结果。但传统外科实践充斥着不确定性，这正是手术创伤和风险难以控制、手术安全和治疗效果不可预测，因而难以实现医疗实践多目标优化的主要原因。

精准外科是以确定性、预见性、可控性为基本属性的当代外科范式。确定性是精准外科寻求最佳临床实践的基石，表征以高度确定性的外科处理获取预期诊疗目标的能力。精准外科不仅寻求建立涵盖病情评估、外科决策、手术规划、手术作业和围术期管理等整个外科实践过程的确定性，而且对于关键不确定因素，强调通过概率量化测算和科学的临床决策来控制其可能带来的不良后果。

基于确定性原则，若能整体把握临床实践中相关的因果关系，精确控制外科干预过程，那么外科处理的结果将是可预见的。得益于先进的科学技术，当代外科医师对于患者的病情评估和外科干预手段的掌控都具有显著的确定性，结合确定的因果关系，就能获得对干预结果的高度预见性。

精准外科通过高度可控的干预过程来实现预定的诊断与治疗计划以获得预期的结局。高度可控性需要事先确定和控制可造成诊断与治疗行为偏倚的关键因素，并针对可能造成不良事件的关键不确定性因素制订规避风险的策略和方法。在实践中，这种可控性来源于高度精确的手术作业、损伤控制和风险管理等。

规范化、个体化和集成化是实现精准外科的必然途径。规范化是提升外科实践的确定性、实现精准外科的基本要求。精准外科是遵循证据的循环化临床实践，强调针对疾病和疾病载体（患者）的共性特征，以基于最佳证据的外科法则为依据进行临床决策。通过运用经典生物学法则、现代循证医学法则、医学伦理学法则和卫生经济学法则等一系列科学法则，精准外科以明确、普适的形式为外科实践提供可预见的、理性的行为指导,以避免外科医师由于个人的知识水平、直觉经验、专业水准和认知能力的不同造成外科实践的失范化和异质化。通过制订综合多种诊断与治疗法则的临床实践指南则是实现外科实践规范化和同质化的重要途径。

个体化是提升外科实践的确定性、实现精准外科的最终归宿。患者存在生物学和社会学特征上的高度复杂性、个体特异性和不确定性,只有量体裁衣的医疗服务才可称之为精准。这就需要整合循证法则、医师的经验以及患者的个性化需求,来选择和设计符合疾病个体化特征和满足患者个性需求的最优治疗方案。

集成化是提升外科实践的确定性、实现精准外科的必要手段。集成化应以患者为中心,整合各种现代科技手段与传统医学方法,优化外科干预的能力并满足患者多维度的健康需求。

二、精准肝脏外科范式

精准肝脏外科范式是遵从精准外科理念,由规范外科服务的宗旨、法则和核心技术等要素构成的最优化临床实践体系。以病患最大化获益为终目的实现外科治疗中安全(safety)、高效(effectiveness)和微创(minimal invasiveness)的多目标优化是精准肝脏外科的宗旨(SEM 宗旨),在相互制衡条件下达成最大化清除目标病灶(maximal lesion removal)、最大化保留肝脏功能性体积(maximal liver saving)和最小化手术创伤侵袭(minimal invasiveness)是精准肝脏外科实践的基本法则(3M 法则),以可量化(measurable)、可视化(visual)和可控化(controllable)为特征的核心技术(MVC 技术)是精准肝脏外科的技术基础。

(一) 精准肝脏外科策略

(1) 最大化清除目标病灶的策略:彻底清除目标病灶是获取病患最佳康复效果的前提。目标病灶是指在其切除后能消除症状和治愈疾病的全部或局部要害病变,其范围因疾病性质而异。最大化清除目标病灶的基础在于对病变范围的精确评估。对具有侵袭转移倾向的肝胆恶性肿瘤,不仅需要应用包括高分辨率的影像学手段在内的物理检查方法来评估明确病灶数量、大小、分布及脉管受累情况,还应考虑到肿瘤浸润转移的生物学行为并据此推测病灶的病理边界。对于病变范围广泛的肝脏恶性肿瘤,可以通过降期治疗使肿瘤侵袭范围缩小,为治愈性肝切除创造条件。精准肝切除术必须遵循无瘤原则以避免肿瘤残留和医源性播散,应依据肿瘤浸润转移特性在瘤体外正常的无瘤组织中将肿瘤整块切除。

(2) 最大限度保护剩余肝脏的策略:剩余肝脏功能性体积及其结构完整性

是决定肝切除术后肝脏功能代偿状态和手术安全的关键因素。肝切除量受制于肝功能的代偿极限，即必须保证剩余功能性肝体积（V_R）≥必需功能性肝体积（V_E）。V_E主要取决于患者个体的标准肝体积（V_S）以及肝脏储备功能状态。将V_E与V_S的比值定义为标化必需功能肝体积比，以R_{SE}表示；将V_R与V_S的比值定义为标化剩余肝体积比，以R_{SR}表示；则安全肝切除的条件是：

$$V_R \geqslant V_E \quad 或 \quad V_R/V_S = R_{SR} \geqslant R_{SE}$$

我们采用肝实质病变、Child-Pugh 评分、$ICGR_{15}$作为肝脏储备功能量化评估标准，以R_{SE}来设定肝切除安全限量，构建了肝切除安全限量的个体化评估决策系统（图 1）。如果预计$R_{SR}<R_{SE}$，则必须采取预处理措施来增加剩余功能性肝体积，如消除梗阻性黄疸等可逆性损害因素、选择性门静脉栓塞或原位肝实质劈离促进预留肝脏增生等优化预留肝脏的措施。剩余肝脏中胆管和血管结构的完整性是其充分发挥功能的先决条件，术前评估、手术规划和手术操作时都应将包括肝脏流出道在内的预留肝脏重要脉管的优先保护和修复重建作为关键内容。针对复杂肝切除患者，联合计算机辅助手术规划系统对预留肝脏的血管变异情况和血管流域进行量化分析，可帮助外科医师精确判断脉管重建的适应证。缺血再灌注损伤的控制对于保护剩余肝脏功能也至关重要，需根据不同患者肝脏耐受缺血的能力来选择血流控制的方案和方法。

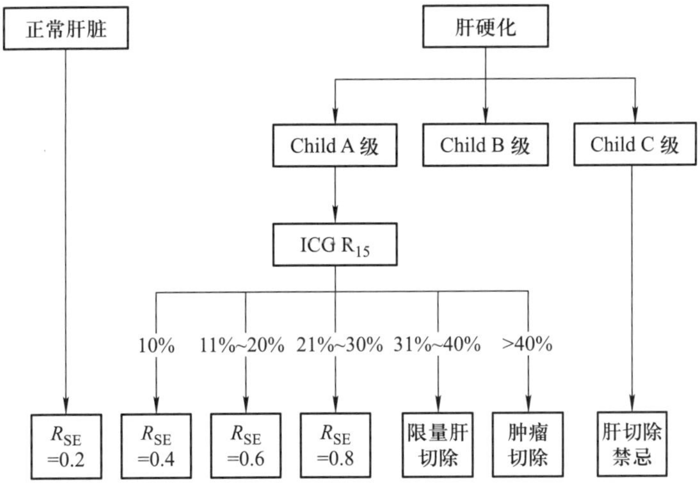

图 1　肝切除安全限量的个体化评估决策系统

（3）最大限度减低手术创伤反应的策略：通过实施涵盖手术治疗全过程的旨在加速机体康复和减轻创伤反应的系列围手术期处理方法，包括控制出血、减少组织损伤、微创入路手术以及充分镇痛、控制静脉输液量、早期肠内营养等，有助于减低肝切除造成的全身、局部和心理等创伤总和效应。

(二)精准肝脏外科核心技术

通过对精准肝脏外科的理论和技术体系的系统研究和临床实践,我们构建了以可量化、可视化和可控化技术为特征的精准肝脏外科核心技术系列。

(1)可量化技术是通过对目标病灶的病理边界的精确界定以及肝脏储备功能与功能性肝体积的量化评估,确定必须功能性肝体积、必须肝切除量和允许肝切除量,从而实现充分且安全的肝切除评估和决策系统。

(2)可视化技术是基于探测、显示和3D重建肝脏解剖结构,辅助手术规划和引导手术作业的技术体系,包括数字化二维影像的3D重建和肝脏立体解剖结构的全景显示,肝脏解剖结构及病灶的术中实时显示或影像探测技术以及计算机辅助的手术导航技术[6]。

(3)可控化技术是以实现预定手术目标为导向、手术路径和组织损伤可得到精确掌控的高精度手术作业,包括经肝血流控制、肝实质微创化离断、肝脏脉管结构精确解剖处理等技术系列。

临床实践证明,精准肝脏外科技术可以拓展手术适应证,降低大范围肝切除术后肝衰竭发生率,提高肝细胞癌和肝门部胆管癌等复杂肝胆病的远期疗效[7,8],见表1。

表1 精准肝脏外科技术改善临床结局

大范围肝切除	传统手术组(n=459)(1986.1—2006.12)	精准手术组(n=791)(2007.1—2014.1)	P值
术中输血率	62.8%	35.4%	<0.05
术后肝衰竭发生率	3.9%	1.8%	<0.05
肝细胞癌5年生存率	42.0%	49.1%	<0.05
肝门胆管癌5年生存率	19.7%	26.6%	<0.05

注:解放军总医院资料

三、精准医学的理念与策略

(一)精准医学理念及其内涵

进入21世纪,现代科技和生物医学的迅猛发展极大地推动了临床医学领域全面的理念革新与技术进步,各个临床专业领域的发展也都体现着追求和表达

“精准”的共同趋势。在药物治疗方面，基因测序技术、群体药动学模型、血药浓度监测等精准化药学手段，在提高药物疗效的同时显著降低了药物的不良反应；在肿瘤治疗方面，循证医学理念和方法的应用、肿瘤分子生物学特性的认知、基因组医学技术的发展，促使肿瘤的治疗由过去大剂量细胞毒药物的应用，转向靶向治疗、免疫治疗和肿瘤疫苗等疗效好且毒性小的治疗方法。在肿瘤放疗领域，近期发展起来的三维适形放疗（3DCRT）、调强放疗（IMRT）、质子放疗等技术，在显著提高了靶区剂量分布的同时，减少了对周围组织的损伤。事实上，在当代医学进步及高新科技发展的时代背景下，分子影像技术、数字医学技术、生物材料和组织工程技术、基因组医学技术、干细胞与再生医学技术、医学大数据等各种先进科技手段与传统医学方法的整合应用与集成创新，都在显著提高疾病预测、防控、诊断、治疗和康复等医疗实践过程的确定性、预见性和可控性，从而全面推动了传统经验医学向着以最小化医源损害和最大化健康效益为目标的现代精准医学理念和范式的转变。

2015 年 1 月，美国“精准医疗计划”的启动，掀起了全球精准医学的热潮。2016 年，作为国家重点研发项目，中国精准医学计划也正式启动。这标志着精准医学时代已经到来。

精准医学是通过集成应用先进科技手段和传统医学方法，科学地认知人体机能和疾病本质，系统优化人类疾病防治及健康促进的原理和实践，实现以安全、高效、经济的健康医疗服务获得病家和社会最大化健康效益的目的。精准医学的实践范畴涵盖健康的评估、维护、恢复和增强四个层面。

精准医疗是以精准医学为科学基础的实践艺术，追求针对特定病患准确选择和精确应用适宜诊疗方法，以最小化医源性损害、最低化医疗耗费，获得病患的最大化健康收益。精准医疗涵盖了病情评估、临床决策、医疗干预和功能康复等医疗实践全过程。面对复杂多变的疾病和多元独特的疾病载体，精准医疗的实践在遵循精准医学的科学原理和法则之外，还融入了人文、伦理、经济、社会学等知识元素，这些知识元素在医疗实践中的整合应用很大程度上依赖于医师的学识和经验。

精准医疗这一科学的理念主张以传统经验医学的精髓为根基，整合循证医学、基因组医学、数字医学、基于大数据的医疗、整合式医疗、个体化医疗等诸多先进医学元素，显著提升了疾病诊断和治疗过程的确定性、预见性和可控性。但是，精准医疗并不等价于高新技术的集合应用，而是强调针对确定的病人和病情精确选择和应用适宜诊疗方法，避免盲目应用或滥用高新技术手段带来的额外医源性损害和医疗资源浪费。以基因组学技术为例，它是精准医疗中众多重要技术元件之一，但并不是实现精准医疗的充分必要条件。基因组信息需同表观遗传学、代谢组学、临床表型(症状、体征、生化、影像和病理学特征)进行高效整合形成完整的个体生物学数据集，才能满足对疾病异质性的实证分析需求，从而为精准医疗提供依据。同样，精准医疗也不能简单地等同于个体化医疗，而是标准化与个体化相统一的医疗模式。个体化医疗强调每个患者都需要因人因时因地而异地制订独特的诊疗方案。精准医疗一方面是通过甄别同种疾病中具有不同特质的小众疾病亚型，给予已知的、标准化的、被证明有效的干预治疗，并非同一疾病的不同患者都需要独一无二的治疗方法；另一方面，针对特定的个体患者，在疾病分型论治的基础上结合患者独特的生理、病理、心理和社会特征，量身定制兼顾疾病共通性和患者异质性的"大同小异"的诊疗方案。

基于高度确定性的精准医疗是在控制疾病与控制医源损害的相互制衡中，对医疗实践进行全要素、全流程、全局性的系统优化，实现以病患最佳康复为目标的最佳临床实践。与精准医疗不同，以经验为主导的传统医疗实践具有显著不确定性，这正是其诊疗过程难以控制和干预结果难以预见的原因。传统医疗常存在片面强调单要素、碎片式、局限化改良医疗实践的倾向，难以顾全以病患最佳康复为目标的诊疗过程的系统优化。二者的区别见表2。

表2 精准医疗与经验医疗的比较

	精准医疗	经验医疗
医学模式	人文医学	生物医学
实践基础	循证化决策，现代科技	经验性决策，传统技术
技术特征	高度确定性(预见性、可控性)	显著不确定性(难预见性、不可控性)
策略	三要素平衡	单要素强化
宗旨	系统优化(全局性、全流程、全要素)	局部优化(局限性、碎片化、单要素)
目的	病患最大获益	病变最佳控制

(二)精准医疗的共同策略途径

精准医疗的核心策略是以恢复病患的生理、心理、社会完整性为宗旨，实现最佳疾病控制、最小医源损害和最低医疗耗费的多目标优化。

(1) 最优化疾病控制策略是实现精准医疗的前提。这一策略涉及在致病因素、病理过程、疾病后果三个层面进行有效干预，以达到阻止、终止、延缓或逆转疾病进程的目的。针对致病因素的精准防控有赖于对易感和高危人群的筛查甄别、健康保护和疾病监控。基因检测有助于对携带致病或发病相关基因的易感人群的发现和保护，针对慢病高危人群的科学监测和合理筛查有助于疾病的早期发现和有效治疗。针对疾病的精准治疗涵盖医疗实践全过程。病情评估应从疾病的临床表型、病理特征和分子信息等多个层面选择性地获得和提取关键的生物学信息，并对这些信息进行定位、定性、定量、定时的精确分析，为疾病分型、临床决策和预后判断奠定基础。精准医疗强调基于循证决策的个体化医疗，基于对病患生物学信息的精确分析，依据有实证基础的治疗原理、法则和指南，结合患者独特的心理、社会特征和个人意愿，明智地选择和组合有效的治疗方法，形成契合病患独特病情的最佳诊疗方案。精准理念体现在治疗环节是治疗流程的优化设计和治疗方法的精确应用。如急性心肌梗死的治疗中，经皮冠状动脉介入的流程优化及技术改进共同提高了急性心肌梗死急救效果。

（2）最优化医源损害控制策略是实现精准医疗的重要途径。这一策略可通过对诊疗入路损伤、靶器官损伤和全身性损伤三个重点环节的控制，最大程度减免患者肉体和精神的损害。

诊疗入路损伤控制：入路损伤是指将治疗措施送达体内目标病灶而造成路径上正常组织器官的无辜损伤。控制入路损伤造成的医源性损害可加速患者恢复，甚至提高治疗效果。针对体内实体瘤的治疗，在适当选择的病例，介入治疗可以取代手术，腔镜手术可以取代开放手术，在减轻手术创伤的同时获得与开放手术相同的效果。但是，入路的微创化必须以目标病灶的精确处理和靶器官的充分保护为前提。

靶器官损伤控制：靶器官的结构和功能保护是减轻医源性损伤的重要途径。针对靶器官的保护，外科治疗策略已从最大可耐受切除逐渐转变为最小有效治疗。基于对肿瘤边界的精确影像定位以及肝脏储备功能的精确量化评估，定量化的保守根治性肝切除已成为肝细胞癌治疗的主流术式。适形调强技术的出现使放疗也呈现精准定位、靶向照射的趋势，避免邻近健康组织遭受放射性损害。

全身性损伤控制：精准医疗呈现出从全身到局部，非选择性到选择性乃至靶向性的趋势，以减轻诊疗活动直接导致的患者全身性损害和间接的生理和心理应激性损害。肿瘤的内科治疗正在由选择性差、毒副反应大的细胞毒性药物治疗转变为与分子靶向治疗、免疫治疗相结合的肿瘤综合治疗体系。药物治疗方案也针对个体对药物的敏感性而制定，使患者在正确时间获得正确药物和正确剂量，达到疗效最佳、副反应最小、生活质量最优。采取加速康复外科理念减轻围术期的应激反应及其伤害效应，有助于加速患者恢复。

（3）最低医疗耗费控制策略是精准医疗的基本要求。这一策略以有限医疗资源投入获得个体和社会最大化健康效益为目标，重塑健康医疗服务模式，系统优化医疗服务流程，在保证医疗品质的前提下严格控制医疗耗费，建立以高品质、高效益、低成本为特征的精益医疗体系。精准医疗强调针对特定病人,选择适宜的诊疗技术和方法,避免盲目应用或滥用高新技术带来的医疗资源浪费。在国家和政府层面,优化医疗卫生发展模式,合理配置医疗卫生资源,构建具有高效性、可及性、普惠性的现代医疗卫生服务体系,这是获取最大化社会健康效益的基础。

四、结语

精准医学理念的提出正在给人类健康医疗带来革命性的变化。全面实现精准医疗有赖于通过系统的临床医学研究、基础医学研究和临床转化科学研究,构建一个精准医学理论和技术体系,这是一项破解人类面临的复杂医学问题的浩大工程。我国精准医学研究应以促进健康和防治疾病的需求为导向,以降低恶性肿瘤、心脑血管疾病、传染病等危害国人健康的重大疾病的发病率、病死率和致残率为重点目标进行顶层设计,首先应聚焦于以病例大数据为基础的循证医学研究以及关键共性健康医疗技术产品的研发,紧密整合基础研究、临床研究、临床转化科学研究,构建医研企一体化的跨领域创新联盟,以知识创新和技术创新全面提升健康医疗服务的品质和效能,并由此带动整个健康医疗产业的快速发展。这对当前实现我国医疗改革目标、打造“健康中国”并推动经济转型升级具有重要战略意义。

参考文献

1. 董家鸿, 张宁. 精准外科. 中华外科杂志, 2015, 53(5): 321-323.
2. 董家鸿, 黄志强. 精准肝切除——21 世纪肝脏外科新理念. 中华外科杂志, 2009, 47(21):1601-1605.
3. 董家鸿, 杨世忠, 段伟东, 等. 精准肝脏外科技术在复杂肝脏占位性病变切除中的应用. 中华外科杂志, 2009, 47(21):1610-1615.
4. 董家鸿, 黄志强. 倡导精准肝脏外科 重现普罗米修斯神话. 中华消化外科杂志, 2010, 9(1):4-5.
5. Dong JH, Yang SZ, Zeng JP, et al. Precision in liver surgery. Semin Liver Dis, 2013, 33(3): 189-203.
6. 杨世忠, 董家鸿. 计算机辅助精准肝切除手术规划系统应用的若干问题. 中华医学杂志, 2010, 90(28):1945-1947.
7. 董家鸿, 杨世忠. 精准肝切除的技术特征与临床应用. 中国实用外科杂志, 2010, 30(8): 638-640.
8. Dong JH, Yang SZ, Xia HT, et al. Aggressive hepatectomy for the curative treatment of bilobar involvement of type IV-A bile duct cyst. Ann Surg, 2013, 258(1):122-128.

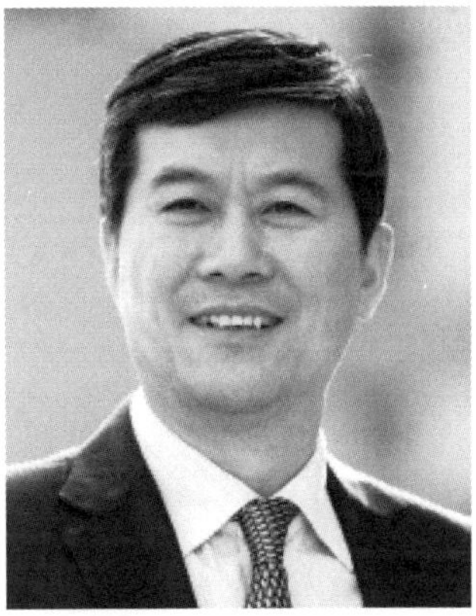

董家鸿 主任医师，教授，博士生导师，现任北京清华长庚医院执行院长，清华大学医学院副院长，清华大学精准医学研究院院长。兼任美国外科学会荣誉会士、欧洲外科学会荣誉会士，法国国家外科科学院外籍荣誉院士，国际消化外科学会执行委员会委员，国际肝胆胰学会（IHPBA）学术委员会委员，国际外科、消化科和肿瘤科医师协会（IASGO）执行委员会委员，中华外科学会常委，中华器官移植学会常委，国家卫生部人体器官移植应用委员会委员，中华医学会胆道外科学组主任委员，中国研究型医院学会肝胆胰委员会主任委员，中国国际医疗保健促进会肝脏肿瘤分会主任委员，《中华消化外科杂志》总编辑，中央保健委员会会诊专家。

从医30年，师从著名肝胆外科专家黄志强院士，在肝胆胰外科和肝脏移植领域卓有建树，以国际首倡的“精准肝胆外科范式”推动了当代肝胆外科的发展，创用了只保留尾状叶的肝脏次全切除术、体外肝切除根治复杂肝包虫病、以外伤肝脏为供肝的活体部分肝移植术等一系列外科新术式，为提高复杂肝胆病的外科治疗水平作出了贡献。

主持科技部重大专项、卫生部行业基金重点项目、“863”项目等国家及省部级课题共15项。获国家科技进步奖一等奖、重庆市科技进步奖一等奖、军队医疗成果奖一等奖、军队科技进步奖一等奖各1项，国家发明专利2项。以第一作者或通讯作者发表学术论文347篇，其中SCI收录68篇。主编《肝移植图谱》、*Hepatobiliary Cancer*、《肝内外胆管扩张诊断治疗学》《亚临床肝癌》，主译《肝脏外科要点与盲点》《胆道外科要点与盲点》《胰腺外科要点与盲点》专著。已培养硕士生46名、博士生75名、博士后24名。

创伤脓毒症的基因组学与精准医学

蒋建新

第三军医大学大坪医院野战外科研究所
创伤、烧伤与复合伤国家重点实验室

一、引言

脓毒症是一种可发生在创伤、外科手术和各种疾病过程中、并出现危及生命的器官功能障碍的全身感染[1]。据统计,全球每年有超过1800万脓毒症患者,并且每年还以1.5%~8.0%的速度递增。脓毒症不仅发生率高,救治也较为困难,病死率高,全球每天约14 000人因此死亡,是当今危重伤和各种危重病患者的主要死因[2]。此外,脓毒症治疗医疗资源消耗大,费用高。因此,脓毒症具有显著的"高发病率、高死亡率、高治疗费用"三高现象,是影响人类健康乃至生命的重大疾患。2001年,欧洲重症学会、美国重症学会和国际脓毒症基金会共同发起"拯救脓毒症战役"(surviving sepsis campaign,SSC),签署"巴塞罗那宣言",力求通过全球共同努力,在5年内将脓毒症的死亡率减少25%。15年来,先后3次制订脓毒症治疗全球性指南,即拯救脓毒症战役指南(surviving sepsis campaign guidance,SSCG)[3-5],试图在全球范围内通过规范化治疗脓毒症,提高其治疗水平。与此同时,脓毒症研究也日益受到重视。据PubMed检索,1986—1995年,共有10 000余篇关于脓毒症的文献;至2006—2015年期间,论文数达到26 835篇,增加2.6倍。尽管人们对脓毒症病理生理机制的认识不断深入,针对其发病机制,开展了上万个临床试验,花费了数十亿美元,然而,迄今尚无一种脓毒症新药用于临床。15年来,在SSC的推动下,全球医务工作者尽管作出了巨大努力,但脓毒症的救治水平远未达到巴塞罗那宣言所期待的目标,脓毒症病死率迄今仍高达30%~70%[6]。

根据脓毒症的最新定义,脓毒症是指感染引发的宿主反应失调并导致危及生命的器官功能障碍[1]。由于脓毒症尚无特异性检测方法,仍以全身炎症反应四个指标(体温、呼吸、心率和白细胞数)作为宿主反应失调的诊断标准。这些指标不能准确反映宿主反应的程度,因此脓毒症的临床诊断会使脓毒症患者人群呈现出高度的异质性。宿主免疫炎症反应和免疫抑制是脓毒症的病理生理学基础。但是,不同患者间宿主免疫反应会因病原菌、感染部位、宿主因素的不同而有显著差异。实际上,同一个患者在脓毒症的不同阶段,其免疫反应也不一样。此外,脓毒症是一种严重的全身感染,既可发生在各种感染性疾病,也可发生在各种危重病;既发生于各种慢性病患者,也常发生于无共生病的健康人群,如创伤患者;既易发生于老年和小孩,也能发生在青壮年。因此,脓毒症是一类十分典型的个性化疾患(personalized disease)。正因如此,尽管 2003 年国际上就制订了脓毒症治疗指南,随后 2 次修订完善,但由于缺乏个体性诊治措施,脓毒症的总体治疗水平却难以有显著性提高。同时这也可能正是目前几乎所有脓毒症临床治疗试验失败的重要原因。因此,脓毒症应该是最需要精准医学的疾病。

脓毒症本质上是机体对感染的反应,该反应都是以众多基因表达变化为基础的。已有研究表明,脓毒症时体内约有 1/4 的基因有表达变化[7]。尽管患者年龄、创伤伤情、病原菌种类、感染部位等都是影响创伤脓毒症发病的危险因素,但是创伤患者的基因因素,作为决定机体反应性的内因,不仅在创伤脓毒症的发生发展中发挥重要作用,也可能是导致脓毒症异质性和治疗反应差异性的重要原因。因此,从基因组水平系统揭示脓毒症的发病机制与关键调控环节,精确寻找脓毒症不同发病机制与不同临床表型的系列生物标志物,针对脓毒症的病理生理机制与病程变化,建立脓毒症的分子分型方法,同时,针对其分子分型,选择有效治疗方法,实现脓毒症的“精准预防”与“精准诊治”,最终解决脓毒症防治这一世界难题。

二、创伤脓毒症具有明显的遗传易感性特征

伤情、年龄、留置导管、健康状态等是危重伤后脓毒症发病的常见危险因素。然而,我们临床观察也发现,伤情完全相同,其他危险因素和治疗方案也一致,但伤员发生脓毒症的风险性却并不相同。针对脓毒症的病理生理学机制,在 20 世纪 90 年代,我们课题组在国际上率先提出创伤后机体反应差异性的分子遗传学机制,并开展系统研究[8-10]。为了避免麻醉、伤情、不同批次实验等因素的影响,采用生物激波管,对不同品系动物在同一条件和动物清醒状态下同时致伤,系统研究不同品系动物伤后机体反应性与预后。研究结果显示,尽管动物是在同一冲击波条件下致伤,不同品系小鼠体内基因组表达谱却有显著差异。BALB/C 小鼠组织内表达变化的基因数量明显高于 C57BL/6 小鼠,伤后 1、6 h,BALB/C 小鼠肝组织内上调的基因数分别为 84 和 136,C57BL/6 小鼠仅为 31 和 26 个基因。聚类分析显示,这些差异表达变化的基因主要为参与伤后免疫炎症反应、细胞信号转导、抗过氧化损伤等有关的效应基因。将 2 个品系小鼠的脾脏巨噬细

胞、腹腔巨噬细胞、肝枯否细胞(Kupfer)和骨髓细胞分离培养,然后观察细菌内毒素刺激后细胞反应性,发现伤前和伤后,BALB/C 小鼠各免疫细胞受内毒素刺激产生促炎和抗炎细胞因子(TNF、IL-10)的能力均明显强于 C57BL/6 小鼠。伤后肠源性感染研究表明,伤后 24 和 48 h,BALB/C 小鼠肠系膜淋巴结、脾脏和肝脏组织内细菌菌落数均显著高于 C57BL/6 小鼠。伤后 72 h,BALB/C 小鼠死亡率也明显高于 C57BL/6 小鼠。上述研究说明,遗传背景是决定创伤后机体免疫炎症反应程度和预后的重要因素,遗传背景上的差异性可能是影响创伤脓毒症易患性和治疗反应差异性的重要原因。

与其他疾病不同,创伤患者是感染高风险人群。临床上创伤脓毒症的易感性是否也与遗传背景有关呢?在 20 世纪 90 年代,我们率先针对免疫细胞表面模式识别受体、胞内信号转导通路与调控分子以及炎症细胞因子等不同环节,选择了 26 个创伤脓毒症关键效应基因,通过对我国 10 个代表性民族(蒙古族、藏族、维吾尔族、傣族、布朗族、苗族、壮族、彝族、朝鲜族、汉族)基因组 DNA 的全基因测序,最早建立了国人危重伤脓毒症效应基因多态性数据库。我们发现,这些基因的 DNA 序列上普遍存在碱基变异,以模式识别受体基因上的碱基变异最多(平均 1.78 个 SNP/kb),胞内信号转导分子基因碱基变异较少(平均 0.62 个/kb)。在此基础上,我们采用候选基因和单倍型研究方法,迄今共研究了 41 个脓毒症关键效应、878 个基因多态性位点。通过 7 个临床中心 4585 例危重伤患者(ISS>16)的遗传关联研究,发现了 26 个基因多态性位点与危重伤脓毒症发生率和器官功能障碍严重度密切相关。多个基因多态性位点联合分析表明,创伤患者携带高危基因型的数量与伤后脓毒症的风险性呈明显的量效关系,即携带的风险性基因型数量越多,其发生脓毒症的风险性也越大。利用基因克隆、突变、重组等方法,进一步发现其中 16 个基因多态性位点能显著影响效应基因表达或蛋白质活性,可能是引发脓毒症的致病基因型[11-15]。人类个体间基因组相似性(99.9 %)虽远大于差异性(0.1 %),但基因组上这些“细小”的差异性却具有十分重要的生物学意义,不仅决定人类个体的表型特征,也是影响疾病易患性和疾病进程的关键因素[16]。因此,系统研究脓毒症关键效应基因上碱基变异位点与脓毒症风险性的内在联系,不仅有助于深化认识脓毒症的发病机制,而且对于从基因组水平建立创伤脓毒症预警诊断方法,以及针对脓毒症患者的遗传背景,对脓毒症患者进行精准分型,实施个体化治疗和特异性靶向药物研发,从而实现脓毒症的精准治疗具有重要意义。

全基因组关联分析(genome-wide association study,GWAS)是一种旨在从全基因组范围内找出疾病相关所有基因变异的遗传关联研究方法。虽然这种研究方法理论上克服了候选基因关联研究方法的一些局限性,但在脓毒症研究方面似乎并不理想。利用脓毒症+GWAS作为关键词，在PubMed上共有5篇文献报道。1篇为阴性报道，其他4篇也仅发现1~2个基因多态性位点与脓毒症风险性或预后相关。并且这些多态性位点所在基因也不是已知的脓毒症关键效应基因。例如，2014年，Nelson等首次利用GWAS研究美国白人住院患者金黄色葡萄球菌感染的遗传易感性。芯片所含基因多态性位点高达542 410个。金葡菌菌血症患者361例。结果未发现与金葡菌感染有统计学意义的多态性位点[17]。2015年，Rautanen等在16个欧洲国家、143个ICU中心开展大宗样本GWAS研究，共纳入3400例脓毒症患者，分成3个独立的队列研究，所观察的基因多态性位点数量为354 483~936 437个。3个独立的队列研究分析显示，仅有1个多态性位点与脓毒症28天存活率显著相关，该多态性位点位于FER基因（Fps/Fes related tyrosine kinase）内含子区。如将腹膜炎脓毒症和肺炎脓毒症患者合并，则无1个多态性位点与脓毒症有关[18]。Nakada等利用外显子SNP芯片，观察520例欧洲白人感染性休克28天死亡率与基因多态性的关系，在分型成功的843个SNPs中，仅发现SVEP1基因2080A>C（Gln581His，rs10817033）与感染性休克患者28天死亡率增加显著相关[19]。在脑膜炎易患性的遗传关联研究中，从518 920个分型成功的SNP位点中，也仅发现2个基因多态性位点与脑膜炎风险性有关。相关基因分别为补体因子H和补体因子相关蛋白3[20]。GWAS是目前研究基因-变异-环境因素之间相互作用最理想的方法，但在脓毒症领域结果并不理想，究其原因，可能是脓毒症患者是高度异质性人群，这种人群混杂在GWAS研究中易导致假阴性结果。其次，脓毒症的临床表型应该是多方面的，但目前观察的临床指标仅为脓毒症死亡率或发生率。如能针对脓毒症宿主免疫反应、器官功能障碍等临床表型进行关联研究，不仅可以减少患者人群异质性的影响，而且可以从分子机制上揭示遗传背景与脓毒症发病的关系，从而能更客观地筛选出与脓毒症风险性相关的多态性位点。尽管现有脓毒症的GWAS研究结果不理想，但因其覆盖了全基因组范围，该方法可能是发现有重要生物学意义的低频碱基变异的有效手段，而这些低频变异很可能与不同的临床表型有关。

三、基于脓毒症的遗传易感性，可以建立有效预测脓毒症风险性的方法

脓毒症的预警与早期准确诊断是提高脓毒症防治水平的关键。一方面，脓毒症发病机制复杂，一旦发生，进展快，治疗较为困难，早期干预是防治脓毒症最有效的举措。另一方面，早期诊断，也可提高抗生素的抗感染效果，减少抗生素的滥用[21]。

已有研究表明，基因组多态性不仅作为遗传标志，与疾病易感性关联，提示

疾病的风险性和预后,同时,部分基因上的碱基变异具有一定的功能活性,可影响相关基因的表达或基因产物的活性。我们的研究结果显示,位于基因启动子区的多态性可改变转录因子的 DNA 结合,影响启动子的转录活性。如 CD14 基因启动子区-1145 G→A 和-159 T→C 多态性。-1145 位点碱基变异可影响 C-Myb, cap, C/EBP beta, C/EBP 等转录因子的结合,-159 位点的碱基变异则影响 MZF1, Sp1, Sp2,和 Sp3 转录因子的结合。采用碱基突变和基因转染技术,证实-1145 G→A 和-159 T→C 的突变均能明显抑制 CD14 基因启动子活性,两位点同时存在时抑制作用更强。进一步研究发现,这两个位点上的碱基变异可明显影响外周血白细胞的内毒素刺激反应,携带 CD14 基因-1145 或-159 位点碱基变异的个体中,血浆 sCD14 水平明显低于野生型携带者,尤以纯合子携带者血浆中 sCD14 水平最低。同时携带两个位点 SNP 的个体血浆 sCD14 水平要低于单个位点 SNP 携带者[15]。外显子区的错义突变可改变密码子的性质,使其编码的氨基酸发生变化,从而改变蛋白质功能或活性。如脂多糖结合蛋白(LBP)基因第 13 外显子内 26 877T→C 的变异,可使第 436 位氨基酸上的苯丙氨酸变为亮氨酸(Phe436Leu)。分子建模分析显示,该位点氨基酸的变化可使蛋白 C 端疏水口袋表面积增大。体外实验进一步证实,与野生型 LBP 蛋白相比,突变型蛋白与模式识别受体 CD14 结合活性增强,以及显著增加细菌内毒素刺激巨噬细胞产生促炎细胞因子(TNF)[12]。基因上其他区域内,如内含子、5′非翻译区、3′非翻译区的碱基变异,也可以通过影响 mRNA 剪切、稳定性等发挥功能作用。我们研究发现,TLR4 基因 3′UTR 11 324G→C 变异,可显著抑制细菌内毒素诱导免疫细胞 TLR4 mRNA 和蛋白表达,以及细胞因子的释放。荧光素酶报告基因分析进一步显示,TLR4 基因 3′UTR 11 324G→C 可显著抑制荧光素酶活性[22]。由于基因组碱基变异是先天固有的遗传特征,不受样本采血时间和疾病因素的影响。基因组碱基变异不仅与创伤脓毒症风险性关联,一些碱基变异还直接影响创伤后机体免疫反应性。因此,选择一定范围的效应基因以及一定数量的疾病易感基因型进行组合,不仅可以建立预测脓毒症风险性的预警诊断方法,同时,根据基因多态性不同组合与宿主免疫反应和临床表型的关系,建立脓毒症分子分型的方法与标准,为脓毒症的早期预防和个体化治疗提供指导。近期我们根据危重伤脓毒症的发病机制,从模式识别受体、信号通路、胞内调控分子、细胞因子几个环节,共选择了 9 个效应基因、13 个易感基因型,构建多态性芯片。选择了 303 例危重伤患者(ISS 25. 5±8. 2),脓毒症发生率为 48. 7%。根据高危基因型携带的数量以及该基因型与脓毒症风险性的关联程度,建立了危重伤脓毒症风险性遗传评分模型[$\sum_{i}$ (wixSNPi)](wi 为多态性位点在脓毒症风险性中的权重值)。根据其临界值,预测脓毒症的发生,其阳性预测值达 80. 9%,阴性预测值为 84.2%，预警诊断符合率为 85.7%[23]。在现有方法的基础上，我们采用荟萃分析方法，从所有报道的相关文献中，筛选出 77 个脓毒症高危基因型，涉及脓毒症各个发病环节，目前正在进行临床多中心研究，试图最终能从基因背景上为危重伤脓毒症预警诊断、临床分型和个体化治疗建立分子遗传分析方法。

脓毒症宿主免疫反应在很大程度上依赖于基因表达。研究脓毒症时基因谱表达变化规律及其与宿主免疫反应的内在联系，则可从基因水平进一步为脓毒症建立早期准确诊断和临床精准分子分型的方法。Shalova 等最近报道了脓毒症发病期和恢复期患者外周血单核细胞基因表达谱的变化，他们发现脓毒症发病期和恢复期基因表达谱存在显著差异，其中趋化因子、细胞因子、免疫细胞表面分子、转录因子等相关基因在脓毒症发病期普遍呈高表达。脓毒症恢复期基因表达谱与健康对照组一致[24]。Van Vught 等观察了脓毒症患者外周血白细胞基因组表达谱变化与发生二次感染的关系。与未发生二次感染的患者比较，发生二次感染脓毒症患者外周血白细胞内促炎和抗炎通路的基因呈高表达，有关抗原提呈、T 细胞功能和能量代谢（如细胞糖异生、糖酵解）基因呈低表达。在收入 ICU 时两组脓毒症患者外周血白细胞基因表达谱无明显差异[25]。Rittirsch 等最近观察了严重多发伤患者伤后 21 天内（0，1，2，3，5，7，10，14，21 天）基因表达谱的动态变化及其与并发脓毒症的关系。也发现并发脓毒症创伤患者外周血白细胞基因表达谱与其他创伤患者明显不同[26]。上述研究说明，外周血白细胞基因组表达变化与脓毒症发病过程密切相关，根据基因谱的表达，可以建立脓毒症精准分型和精准诊断的方法。

最近，Davenport 等利用 Illumina 表达芯片（47 231 个探针）分析了因社区获得性肺炎发生脓毒症患者外周血白细胞转录组表达变化，并把这种表达基因谱命名为“脓毒症反应标签”（sepsis response signature，SRS），根据 SRS，将脓毒症患者分为 2 组，即 SRS1 和 SRS2。两组间年龄、性别和病原微生物学无差异。SRS1 组患者占 41%，这一组患者临床上表现为免疫抑制，如内毒素耐受、T 细胞耗竭、人类白细胞抗原 HLA-II 下调。SRS1 组 14 天、28 天和 6 个月死亡率均明显高于 SRS2 组，其中 14 天死亡率差异最明显[27]。Bauer 等，在 SIRS 发生 24 h 内采外周血，利用芯片（含 50 000 个转录体）分析感染和非感染患者转录组变化，通过对发生变化的 4761 个转录体进行基因表达评分，选择出能区分感染性和非感染性全身炎症反应的最佳基因组合（数量最少、鉴别作用强），发现一个 7 个基因的组合可以较特异性地区分感染性和非感染性全身炎症反应。这 7 个基因分别为 TLR5、保护素（protectin）、聚集素（clusterin）、纤维蛋白原样 2（fibrinogen-like 2）、白介素 7 受体、主要组织相容性复合体Ⅱ类分子 DP1、卵黄样羧肽酶（carboxypeptidase, vitellogenic-like）。前 3 个基因呈上调表达，反映天然免疫激活。后 4 个基因呈下调表达,反映获得性免疫的抑制。根据基因表达变化程度进行评分,以 7 个基因表达的累计评分≥55 作为临界值,区分感染的灵敏度为 80%,特异度为 59%,ROC 值为 0.812(0.755~0.869,$P<0.0001$)[28]。

脓毒症是一个高度异质性疾病,其临床分型对实施精准治疗至关重要。根据其免疫细胞表型变化,如外周血细胞 HLA-DR 表达、树突状细胞抗原提呈、T 淋巴细胞等的变化,对脓毒症进行免疫功能分型[29],但近年研究已证实,在脓毒症很早期,就同时存在免疫功能增强和抑制[30],因此,单纯从免疫细胞表型变化可能难以实现脓毒症的精准分型。外周血白细胞基因组学变化可以客观反映脓毒症时免疫功能状态,基于基因组学(mRNA、miRNA、lncRNA 的分型)上的变化与免疫状态的关系,可以实现脓毒症患者的分子生物学分型。基因组上碱基变异可准确预测脓毒症的风险性。因此,如果将基因组碱基变异与伤后外周血白细胞基因组表达谱两者有机结合,可以实现从基因组水平建立脓毒症早期风险性预测、早期准确诊断、脓毒症分子分型系列方法,最终实现脓毒症的个体化治疗和根据脓毒症临床分型开展脓毒症的药物研发。

四、脓毒症药物基因组学与个体化治疗

临床上,同一种药物对相同疾病的不同患者常常显示出不同的疗效与毒副作用,即有的患者可获得满意的治疗效果,但有的患者不仅无任何作用,反而出现明显的毒副作用,甚至危及生命。大量研究表明,基因组碱基变异是造成不同个体对药物反应性差异的重要原因。药物基因组学是以提高药物疗效及安全性为目标,研究影响药物吸收、转运、代谢、清除等个体差异的基因特性,以及基因变异所致的不同患者对药物的不同反应,并由此为平台开发新药、指导合理用药、提高药物作用有效性、减少药物不良反应。因此,药物基因组学可依据个体 DNA 信息,帮助其选择适当的药物及药物剂量,以提高用药的合理性与安全性。药物基因组学是精准医学的重要部分,近年来,在肿瘤和心血管疾病中已得到迅速推广。目前已有 100 余种药物的使用说明书中注明了相关基因信息,如治疗结直肠癌的依立替康、白血病的巯基嘌呤、预防心脏病发作和中风的抗凝药华法林等[31],这些信息提示了不同基因型患者在应用该药物时的疗效和毒性,帮助医生为特定患者定制剂量,从而大大增加药品使用的安全性和有效性。中南大学临床药理研究所周宏灏院士团队近年来开发了具有自主知识产权的首个高血压个体化药物治疗基因检测芯片,该芯片能同时检测多种药物代谢酶和受体的多个基因多态性,用于指示 β 肾上腺素受体阻断药、AT1 受体阻断药和 ACE 阻断药等抗高血压药的无效或副作用,是世界上第一个针对中国人群特定疾病药物治疗的应用型基因芯片,具有重要的临床实用价值[32]。

有关脓毒症药物基因组学研究尚鲜见报道。近年有研究表明,基因组上的碱基变异可影响脓毒症常规药物的治疗效果。去甲肾上腺素、肾上腺素、多巴胺是临床上用于维持脓毒症和感染性休克时血液动力学的常用药物。有研究发现,肾上腺素能 β_2 受体基因(ADRB2)多态性(rs1042717)可显著减弱去甲肾上腺素和舒喘宁的刺激作用。携带 ADRB2 基因型感染性休克患者需要更高剂量去甲肾上腺素[33]。有研究认为,可将肾上腺素能受体基因多态性(ADRB1,ADRB2,ADRA1A 和 B,α2A N251K,α2C Δ322-325,ADRA2A、B 和 C)和腺苷酸环化酶 9 型基因多态性作为肾上腺素、去甲肾上腺素和多巴胺的潜在药物基因组生物标志物[34]。抗利尿激素常作为血管升压药用于脓毒症治疗。Nakada 等观察了抗利尿激素通路上的 5 个基因[精氨酸抗利尿激素(AVP)、AVP 受体 1A 和 1B(AVPR1A, AVPR1B)、亮氨酰/胱氨酸氨基肽酶(leucyl/cystinyl aminopeptidase, LNPEP)、后叶催产素受体]、17 个标签 SNPs,发现 LNPEP 基因的 rs4869317 TT 基因型与脓毒症高死亡率显著相关,同时也与血浆抗利尿激素清除增加有关。研究也发现,该位点与心脏外科手术患者中血浆钠浓度差异性有关。说明该基因位点与抗利尿激素清除和血浆钠调节有关[35]。皮质类固醇在脓毒症中的治疗作用虽一直都有争议,但也是脓毒症治疗中的常用药物,尤其是血流动力学不稳定的患者。有研究显示,糖皮质激素受体(T1463C、A2297G)、糖皮质激素诱导转录 1 基因(glucocorticoid-induced transcript 1 gene, GLCCI1)多态性可能是导致糖皮质激素治疗效果差异性的重要原因[36]。上述结果说明,基因组上碱基变异可影响脓毒症的治疗反应,即遗传背景不同,治疗时所需的药物剂量也是不同的,同一种剂量和给药方法,对于高度异质性的脓毒症患者,不仅效果不同,有的还会有安全性问题。

近年来脓毒症基础研究进展较快,其重要的标志之一就是脓毒症发病的“双相理论”改变为“单相理论”,即在脓毒症早期促炎反应和免疫抑制即同时发生,并非相继出现[30]。基于脓毒症的发病机制研究,虽提出了许多新的脓毒症治疗方法,然而几乎没有一种药物通过临床试验成功上市。唯一例外的是活化蛋白 C,但随后也因无效的临床随机试验和出血副作用又被退出临床[37],尽管许多学者认为,活化蛋白 C 在一些人群应该是有效的[38]。脓毒症临床试验失败的重要原因之一就是脓毒症本身和患者人群的异质性[39]。最近 Wong 等临床研究发现,脓毒性休克患儿间外周血白细胞基因组表达谱存在明显差异,他们选择了 100 个变化最明显的基因进行马赛克做图,发现脓毒性休克患儿外周血白细胞基因组呈现三种模式变化,三组患儿免疫功能和预后也均有显著差异[40]。利用脓毒症患者基因信息,根据药物的作用机制,选择出可能对药物治疗有效的患者进行临床试验,则可以明显提高脓毒症药物研发的成功概率。肿瘤坏死因子是脓毒症发病的关键效应分子。抗肿瘤坏死因子单克隆抗体虽在动物模型上效果显著,但临床试验却大都为阴性结果。有研究根据患者细胞因子水平将患者分群,结果显示,抗肿瘤坏死因子单克隆抗体对于促炎细胞因子高水平组患者有显著的治疗效果[41]。脓毒症在病理生理机制上均是感染引发的免疫反应失调。但由于病原菌种类、感染部位、原发病以及共生病等不同,脓毒症的发病机制存在一定的差异[41]。针对脓毒症这种高度异质性疾病,“一种药物适用所有患者”的传统药物研发模式不太可能找到有效药物,这也正是迄今未找到任何一种脓毒症有效药物的重要原因。因此,根据患者基因特征有针对性地选择试验人群,不仅可提高临床试验的成功率,同时也可减少试验经费,缩短药物的研制时间。根据患者的基因信息,也可以对过去临床试验失败的药物进行重新评估,药物基因组学研究有可能证明其对某些人群有较好的作用,或者说根据基因选择治疗药物可提高药物的有效性,避免不良反应的发生。这样,所有在临床试验中失败的药物都有可能“推倒重来”。

五、问题与展望

“精准医学”最早由哈佛大学商学院 Clayton Christensen 在 2008 年提出。2011 年,美国科学院、美国工程院、美国国家卫生研究院及美国科学委员会共同发表了《迈向精准医学:建立一个生物医学知识网络和一个新疾病分类法框架》蓝图。2015 年年初,奥巴马政府在国情咨文中提出美国的“精准医学计划(Precision Medicine Initiative,PMI)。从此,作为“个体化医学”的新表述形式,“精准医学”在全球范围内备受关注。精准医学是根据病人个体特异性制定个性化精准预防、精准诊断和精准治疗方案,解决以“群体”为对象的传统医学诊断误差大、用药非精准以及医疗资源浪费大的难题,是具有颠覆性的医学新模式,是在“4P”医疗模式(预测——prediction、预防——prevention、个性化——personalization、参与——participation)和 TIDEST 模式(靶向点——targeted、整合——integrated、以数据为基础——data-based、循证为基础——evidence-based、系统医学——systems medicine、转化医学——translational medicine)兼收并蓄的基础上发展起来的医学新模式。

脓毒症是一个高度异质性疾病,其临床治疗尚面临巨大挑战。目前脓毒症诊断仍以临床症状为主,缺乏类似于糖尿病、高血压的特异性诊断指标。由于脓毒症的症状也可见于其他疾病,常导致脓毒症的误诊。其次,脓毒症的临床表现往往具有一定的滞后性,传统的诊断方法往往只有在疾病发生后才能进行相应诊疗,导致脓毒症治疗延迟。在生物标志物方面,除 PCT(降钙素原)、CRP(C 反应蛋白)外,尚缺乏能准确反映脓毒症不同免疫状态或不同进程的生物标志物,因而不能对脓毒症进行精确分型，导致对临床表现不一和（或）处于疾病不同发展阶段的脓毒症患者采用同一种治疗方法，使治疗效果出现显著差异。因此，要提高脓毒症的治疗水平，发展脓毒症精准医学势在必行。

脓毒症的精准医学，首先要求针对脓毒症发病的分子机制进行系统深入研究。利用高通量组学技术，从基因组水平系统揭示宿主免疫反应与病原菌的相互作用，明确脓毒症的发病机制与关键调控环节。同时，从基因组多态性角度系统揭示脓毒症宿主免疫反应的个体间差异性机制和脓毒症的易感性机制。在此基础上，借助系统生物学、系统免疫学和计算机科学相关理论和技术，系统整合脓毒症发病过程中调控宿主免疫反应的基因组、蛋白质组和代谢组数据、病原菌宏基因组学数据以及脓毒症患者的临床信息，构建脓毒症疾病新的知识网络。利用这一新的知识网络，结合脓毒症患者的基因和临床信息，构建可以系统预测患者个体免疫反应动态变化的计算机虚拟模型，实现患者个体脓毒症发生发展的动态监测；同时，根据脓毒症的分子、细胞作用网络，通过大样本研究和大数据分析，系统明确脓毒症发病的关键环节，精确寻找出导致脓毒症发病的关键靶点，实现脓毒症特异性靶向治疗；根据脓毒症的作用网络，还可以精确寻找出能反映脓毒症不同发病机制和同一发病机制，但不同发病阶段的系列生物标记物，从基因、分子和细胞水平，建立脓毒症精准亚分类方法。因此，脓毒症的基础研究是建立其精准医学的重要前提。建立脓毒症的精准医学，才能实现脓毒症的正确诊断，以及在正确时间，给予正确的药物和正确的剂量（right diagnosis, right time, right drugs, right dose，4R），达到脓毒症个体化精准治疗的目的。随着对脓毒症发病机制复杂性的深入认识，人们正在逐步改变传统上"一种药物适用于所有患者"的脓毒症药物研发模式，针对特定亚群患者采取特定的治疗方法将成为常态。

精准医学的大规模人群组学研究依赖于高质量、大数量的生物样本，因此，高质量生物样本库的建设也是实现精准医学的重要内容。创伤脓毒症生物样本库不仅包括血液、尿液、组织等生物学样本，还应包括分布于人体体表、肠道、呼吸道、泌尿道等微生物菌落标本。笔者课题组在"十二五"国家科技支撑计划项目支持下，充分依托中华医学会创伤感染学组平台，建立了国内首家来自全国多中心的危重伤患者生物样本资源库，以及创伤患者临床样本采集规范，包括患者纳入、排除标准，多种生物样本采集、标记和转送、处理、鉴定、分类与保存规范。为危重伤脓毒症的精准医学与临床转化应用研究积累了大量高质量的生物样本[42]。

参考文献

[1] Singer M, Deutschman CS, Seymour CW, et al. The Third International Consensus Defini-

tions for Sepsis and Septic Shock(Sepsis-3). JAMA,2016,315(8):801-810.

[2] Vincent JL, Marshall JC, Namendys-Silva SA, et al. Assessment of the worldwide burden of critical illness: the intensive care over nations (ICON) audit. Lancet Respir Med, 2014, 2(5):380-386.

[3] Dellinger RP, Levy MM, Rhodes A, et al. Surviving sepsis campaign: international guidelines for management of severe sepsis and septic shock: 2012. Crit Care Med,2013,41(2):580-637.

[4] Dellinger RP, Levy MM, Carlet JM, et al. Surviving Sepsis Campaign: international guidelines for management of severe sepsis and septic shock: 2008. Intens Care Med, 2008,34(1):17-60.

[5] Dellinger RP, Carlet JM, Masur H, et al. Surviving Sepsis Campaign guidelines for management of severe sepsis and septic shock. Crit Care Med,2004,32(3):858-873.

[6] Seymour CW, Liu VX, Iwashyna TJ, et al. Assessment of clinical criteria for sepsis: for the Third International Consensus Definitions for Sepsis and Septic Shock(Sepsis-3). JAMA. doi:10.1001/jama.2016.0288.

[7] Calvano SE, Xiao W, Richards DR, et al. A network-based analysis of systemic inflammation in humans. Nature, 2005,437(7061):1032-1037.

[8] 冯刚,王正国,杨志焕,等.C57BL/6 和 BALB/C 小鼠创伤反应差异性初步探讨.中华创伤杂志,2001,17(5):301-303.

[9] 冯刚,李瑶,周立雄,等.创伤反应早期 BALB/ C 和 C57BL/ 6 小鼠肝组织基因表达谱比较研究.中国现代医学杂志,2002,12(7):13-15.

[10] 黄文, 朱佩芳, 王正国, 等.遗传背景在创伤反应异状性中的作用.第三军医大学报,2005,27(18):1844-1847.

[11] Zhang AQ, Gu W, Zeng L, et al. Genetic variants of miRNA sequences and susceptibility to post-traumatic sepsis. Ann Surg, 2015, 261(1):189-196.

[12] Zeng L, Gu W, Zhang AQ, et al. A functional variant of lipopolysaccharide binding protein predisposes to sepsis and organ dysfunction in patients with major trauma. Ann Surg, 2012,255(1):147-157.

[13] Gu W, Du DY, Huang J, et al. Functional significance of gene polymorphisms in the promoter of myeloid differentiation-2. Ann Surg, 2007,246(1):151-158.

[14] Gu W, Du DY, Huang J, et al. Identification of Interleukin-6 promoter polymorphisms in Chinese Han population and their functional significance. Crit Care Med, 2008,36(5):1437-1443.

[15] Gu W, Dong H, Jiang DP, et al. Functional significance of CD14 promoter polymorphisms and their clinicalrelevance in a Chinese Han population. Crit Care Med, 2008, 36(8):2274-2280.

[16] Torkamani A, Pham P, Libiger O, et al. Clinical implications of human population differ-

ences in genome-wide rates of functional genotypes. Front Genet, 2012,3:211.

[17] Nelson CL, Pelak K, Podgoreanu MV, et al. A genome-wide association study of variants associated with acquisition of Staphylococcus aureus bacteremia in a healthcare setting. BMC Infect Dis, 2014,14:83.

[18] Rautanen A, Mills TC, Gordon AC, et al.Genome-wide association study of survival from sepsis due to pneumonia: an observational cohort study. Lancet Respir Med 2015;3(1): 53-60.

[19] Nakada TA, Russell JA, Boyd JH, et al. Identification of a nonsynonymous polymorphism in the SVEP1 gene associated with altered clinical outcomes in septic shock. Crit Care Med, 2015,43(1):101-108.

[20] Davila S, Wright VJ, Khor CC, et al. Genome-wide association study identifies variants in the CFH region associated with host susceptibility to meningococcal disease. Nat Genet, 2010,42(9):772-776.

[21] Schuetz P, Aujesky D, Mueller C, et al. Biomarker-guided personalised emergency medicine for all-hope for another hype? Swiss Med Wkly, 2015,145:w14079.

[22] Duan ZX, Gu W, Zhang LY, et al. The TLR4/11324 polymorphism regulates TLR4 expression and affects outcome of patients with major trauma. Arch Surg, 2009,144(12): 1144-1148.

[23] Gu W, Zeng L, Zhou J, et al. The clinical relevance of 13 cytokine gene polymorphisms in Chinese major trauma patients. Intens Care Med, 2010, 36(7):1261-1265.

[24] Shalova IN, Lim JY, Chittezhath M, et al. Human monocytes undergo functional re-programming during sepsis mediated by hypoxia-inducible factor-1a. Immunity, 2015, 42, 484-498.

[25] VanVught LA, Klein Klouwenberg PM, Spitoni C, et al. Incidence, risk factors, and attributable mortality of secondary infections in the intensive care unit after admission for sepsis. JAMA, 2016,315(14):1469-1479.

[26] Rittirsch D, Schoenborn V, Lindig S, et al. An integrated clinico-transcriptomic approach identifies a central role of the heme degradation pathway for septic complications after trauma.Ann Surg, 2016[Epub ahead of print].

[27] Davenport EE, Burnham KL, Radhakrishnan J, et al. Genomic landscape of the individual host response and outcomes in sepsis: aprospective cohort study. Lancet Respir Med, 2016,4: 259-271.

[28] Wong HR, Cvijanovich NZ, Allen GL et al. Validation of a gene expression-based subclassification strategy for pediatric septic shock. Crit Care Med, 2011, 39 (11): 2511-2517.

[29] Lukaszewicz AC, Grienay M, Resche-Rigon M, et al. Monocytic HLA-DR expression in intensive care patients: interest for prognosis and secondary infectionprediction. Crit Care

Med,2009,37(10):2746-2752.

[30] Xiao W,Mindrinos M N ,Cuschieri J, et al. A genomic storm in critically injured humans. J Exp Med,2011,208(13):2581-2590.

[31] Ingelman-Sundberg M. Personalized medicine into the next generation. J Intern Med, 2015,277:152-154.

[32] 张伟，周宏灏.药物基因组学和个体化医学的转化研究进展. 药学学报,2011,46(1): 1-5.

[33] Nakada TA, Russell JA, Boyd JH, et al. Beta2-adrenergic receptor gene polymorphism is associated with mortality in septic shock. Am J Respir Crit Care Med,2010,181(2):143-149.

[34] Russell JA.Genomics and pharmacogenomics of sepsis: so close and yet so far. Critical Care,2016,20:185.

[35] Nakada TA, Russell JA, Wellman H, et al. Leucyl/cystinyl aminopeptidase gene variants in septic shock. Chest,2011,139(5):1042-4049.

[36] Lasker MV1, Leventhal SM, Lim D, et al. Hyperactive human glucocorticoid receptor isoforms and their implications for the stress response. Shock,2015,43(3):228-232.

[37] Ranieri VM, Thompson BT, Barie PS, et al. Drotrecogin alfa (activated) inadults with septic shock. N Engl J Med,2012,366: 2055-2064.

[38] Vincent JL. The rise and fall of drotrecogin alfa (activated). Lancet Infect Dis,2012,12: 649-651.

[39] Mebazaa A, Laterre PF, Russell JA,et al. Designing phase 3 sepsis trials: application of learned experiences from critical care trials in acute heart failure. J Inten Care,2016,4: 24.

[40] Wong HR, Cvijanovich NZ, Anas N, et al.Developing a clinically feasible personalized medicine approach to pediatric septic shock. Am J Respir Crit Care Med, 2015,191(3): 309-315.

[41] Panacek EA, Marshall JC, Albertson TE, et al. Monoclonal anti-TNF: a randomized controlled sepsis study investigators.efficacy and safety of the monoclonal anti-tumor necrosis factor antibody F(ab')2 fragment afelimomab in patients with severe sepsis and elevated interleukin-6 levels. Crit Care Med,2004,32(11):2173-2182.

[42] 蒋建新. 创伤生物样本库的建设与应用. 中华创伤杂志,2012,28(12):1057-1060.

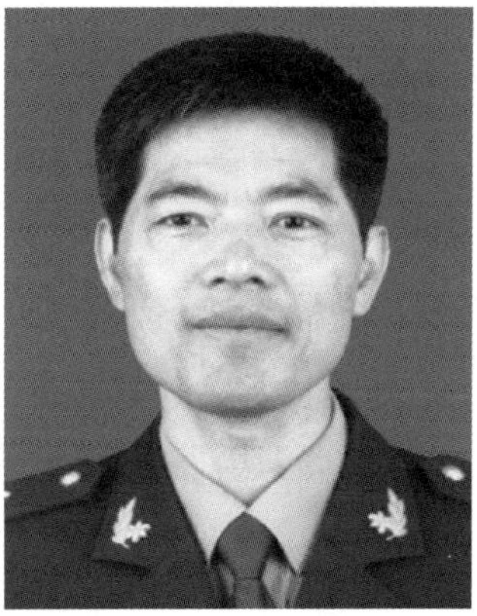

蒋建新 教授，任职于第三军医大学野战外科研究所，担任创伤、烧伤与复合伤国家重点实验室主任、全军战创伤研究重点实验室主任。

曾担任全国、全军创伤学会主任委员，现兼任亚洲创伤学会秘书长、国务院学位委员会学科评议组成员、国家自然科学基金委医学部专家咨询委员会委员、中华组织修复与再生学会副主任委员、中华创伤学会感染学组组长、《中华创伤杂志》(英文版)总主编、《中华创伤杂志》《中华危重症医学杂志》(电子版)副主编等职务。

主要从事战创伤感染与内脏器官修复研究。国家“973”计划、科技支撑计划和军队重大专项首席科学家，国家杰出青年基金获得者。入选新世纪国家百千万人才工程、军队高层次科技创新人才工程等。先后获得国家科技进步奖二等奖 4 项，省部级一等奖 2 项、二等奖 6 项。获何梁何利基金科学与技术进步奖、军队杰出专业技术人才奖、中国科协西部开发突出贡献奖、王正国创伤医学基金终身成就奖、中华医学会创伤医学突出贡献奖等学术荣誉。

腹部创伤精准救治

张连阳

第三军医大学大坪医院野战外科研究所全军战创伤中心
创伤、烧伤与复合伤国家重点实验室

一、引言

随着人类基因组计划的完成,人类医学正在迈入一个新的时代。基于个体遗传学信息,以及个体环境、生活方式和健康史等大数据,不论是肿瘤学还是糖尿病等慢病的诊治策略都在发生深刻的变化。在即将到来的"个性化精准医疗时代"中,创伤救治将发生怎样的改变? 腹部作为现代影像学的最后黑箱,腹部创伤救治如何实现精准? 本文从腹部创伤救治的基本理念论述腹部创伤精准救治的基础,供同道参考。

二、腹部创伤救治规范的不确定性

临床实践中,医师为解决腹部创伤某一诊断或治疗问题,并最大限度地规避风险,常出于自身经验或习惯、科室及医院要求、政府和行业规定,甚至诉讼举证风险等因素综合考虑和选择某项技术,这种选择不可避免地存在局限性,容易造成诊治方案的偏差和不一致性[1],甚至危及医疗安全。遵循诊疗规范(或指南,本文统称规范)是提高诊治水平的重要保证[2]。在创伤领域,美国外科医师学会创伤委员会、美国西部创伤学会、中华医学会创伤学分会等国内外学术组织定期制定创伤医学某个主题的诊疗规范、指南或专家共识,希望能推广创伤救治的最佳处理方法。相对于腹部穿透伤多需直接腔镜或剖腹探查明确诊断并获得及时救治,腹部钝性伤早期诊断困难,常见漏诊或延误诊断的情况[3],延误治疗可导致严重后果,严格遵循规范可改善创伤患者预后[4]。在我国,诊疗规范一般包括国家政府(包括临床路径)、行业组织、教材专著和医疗机构等 4 个层面,在法律权威、病种覆盖面、前沿性、可操作性等方面各具特色。除教材专著外,涉及腹部创伤的较少,包括"脾破裂临床路径"[5]"创伤后腹腔高压症/腹腔间隙综合征诊治规范"[6]"脾脏损伤治疗方式的专家共识(2014 版)"[7]"腹部创伤腔镜诊疗规范专家共识”[8]等。这些规范指南中,不同程度地存在以下问题,包括未遵循国际公认的制订流程,文献复习欠全面,仅仅依据教材或专著等。如“脾破裂临床路径”则按照疾病思路处置创伤,没有区分血流动力学状态,术前时间规定为“1~2天”没有体现出血患者黄金时间内确定性救治的策略等,这些情况不同程度降低了规范的权威性和可操作性,“精准医疗”时代的腹部创伤救治更值得期待。

三、腹部创伤精准救治的基本原则

(一)血流动力学状态与致伤机制的结合原则

严重创伤是巨大能量交换导致的影响机体多部位的复杂疾病,腹部创伤尤其复杂,常成为外科医生的巨大挑战,在其救治过程中漏诊、延迟诊断常导致本可避免的并发症和死亡,而过度治疗或错误选择治疗方法也常增加患者的痛苦或导致新的并发症。挽救生命永远是创伤救治的第一目标,血流动力学状态和致伤机制是决定腹部创伤精准救治策略的基础。

根据血流动力学状态区分患者为生命体征稳定和不稳定者。稳定者有足够的时间行系列乃至动态的影像学检查,不稳定者则需在生理机能失代偿前实施包括紧急手术在内的损害控制性复苏。

根据致伤机制分为钝性伤和穿透伤。腹部钝性伤可由交通事故、爆炸、挤压及高处坠落等所致,常累及肝、脾、肾及肠系膜。交通事故伤患者中常见肠穿孔或肠系膜损伤,其中25%伴有安全带勒痕,尤其是腰椎弯曲和(或)压缩性骨折者。血流动力学不稳定的钝性伤患者如果明确出血源自腹腔脏器损伤,则应尽快剖腹止血;血流动力学稳定的钝性伤患者如果明确有空腔脏器、胰腺损伤,或者需要手术的其他实质性脏器损伤,可以选择性行腔镜或剖腹探查手术(图1)[3]。

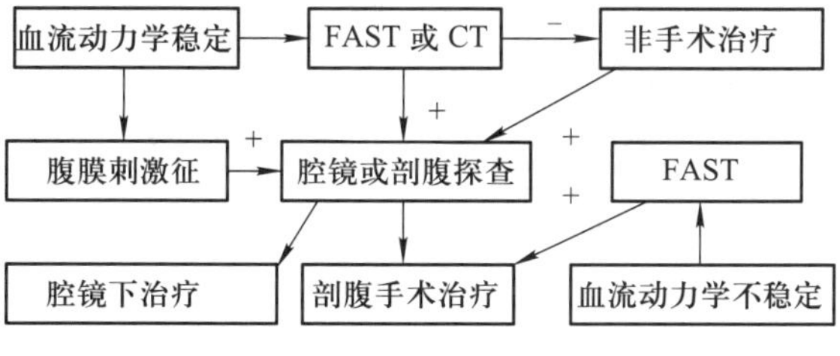

图1 腹部钝性伤救治流程

FAST:创伤超声重点评估;CT:电子计算机断层扫描

腹部穿透伤包括爆炸伤、枪击伤及刀刺伤等,常累及小肠、肝、胃、结肠和血管结构。两侧腋前线之间的刺伤中,1/3未累及腹腔,2/3进入腹腔中。第4肋间隙及后面两侧肩胛下角连线以下,臀部及其以上区域的穿透伤,伤道通过腹腔、腹膜后区域,可能伤及腹部脏器,虽然背部和季肋区的枪击伤或刺伤可动态评估(体格检查、增强 CT 检查等)确定,前腹壁刺伤可先探查伤道,但多数腹部穿透伤应积极腹腔探查,尤其是血流动力学不稳定者应直接紧急行剖腹探查控制出血和污染(图 2),仅生命体征稳定者可考虑行 CT 检查、腔镜探查或非手术治疗动态观察。

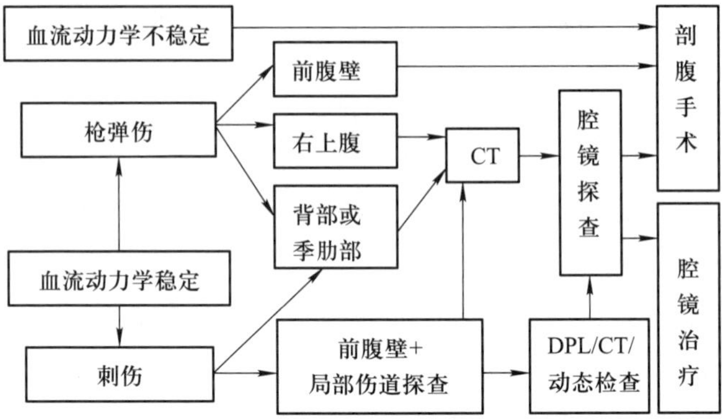

图 2 腹部穿透伤救治流程

DPL:诊断性腹腔灌洗

(二)影像学等精准客观评估原则

腹部创伤致伤能量大,损伤可能涉及多系统、多脏器和多部位,由于腹部包括实质性脏器、空腔脏器和众多血管等,现代影像学检查仍然没有完全解决腹部创伤的诊断问题,腹部被称为“最后的黑箱”,漏诊或延误诊断仍然是困扰临床救治的问题[9]。早期剖腹探查后漏诊发生率达 40% ,此类患者并发症发生率和死亡率分别达 80%和 15% [10,11],在动态查体等伤情评估基础上的恰当的影像学精确评估是降低漏诊率、误诊率的关键。腹腔穿刺是最早用于明确腹腔内积血的方法,但其敏感性受腹腔内积血量的影响,故后来不被推荐。诊断性腹腔灌洗(diagnostic peritoneal lavage,DPL)阳性被作为剖腹探查指征的观点[12],因其有创性及对器官损伤缺少特异性而已被放弃。

创伤超声重点评估(focused assessment with sonography for trauma,FAST)和 CT 扫描在腹部钝性伤评估中的重要性已被日益证明,取代了腹腔穿刺、灌洗等有创技术,为判断出血是否来自腹腔脏器损伤、是否需要紧急手术控制出血等奠定了客观依据,并改善结局[13,14]。FAST 已经成为每个严重创伤患者初次和二次评估的常规方法,兼具敏感性和特异性、无创、可重复和不需要转运患者等优点,适用于腹部钝性伤伴低血压,故血流动力学不稳定的腹部钝性伤患者应在急诊科行 FAST 检查,若结果为阳性,则需要立即行探查手术[15]。但应注意 FAST 假阴性的可能性,Carter 2015 年报道的 2009—2010 年的 1671 例钝性伤中[16],被证实的 146 例腹腔内脏器损伤者中,32 例合并低血压,仅 9 例 FAST 阳性,FAST 阴性达 23 例。对比剂增强超声(contrast-enhanced ultrasound,CEUS)可进一步增加多种脏器损伤超声诊断的准确性,特别适用于实质性脏器损伤非手术治疗者的随访[17]。腹部钝性伤有条件者应行从头至大腿中段的 CT 检查[12,18],包括颈部、胸部、腹部、骨盆,明确并量化脏器损伤和腹腔积血。CT 扫描是实质性脏器伤行非手术治疗的依据[19]。CT 扫描的特异度为 97%~99%,敏感度为 97%~98%[20,21]。若出现低血压或腹膜炎,或 CT 发现腹腔积液、造影剂外渗、腹腔内或腹膜后积气等空腔脏器损伤征象,则应手术探查;若发现脾内假性动脉瘤,除手术切除外可以考虑介入栓塞。

(三)基于影像学的腹部钝性伤非手术治疗的风险

随着计算机断层扫描(CT)的广泛使用,以及对实质性脏器损伤病理进程的深入了解,对于血流动力学稳定的实质性脏器损伤逐渐倾向于非手术处理(胰腺损伤除外)。脾是腹腔脏器中最容易受损的器官,60%~80%钝性脾损伤患者可经非手术治疗治愈,栓塞则可进一步将非手术治疗的成功率提高至 90%以上,对于大多数存活的腹部创伤患者,非手术治疗优于手术[18]。

以脾损伤非手术治疗为例,第一风险是非手术治疗的失败率。AAST 脾损伤分级Ⅲ~Ⅳ级,年龄大于 55 岁,一定量的腹腔积血,脾包膜下血肿(伤后 6~8 d 仍有破裂风险)及门静脉高压症都会增加非手术治疗失败的风险,这些情况,或者合并严重颅脑伤、主动脉损伤时,应考虑早期脾切除。非手术治疗后脾脏延迟破裂发生率仅为 1.4%,这些患者出院后至延迟性脾破裂再次入院平均 8 d。Ⅰ~Ⅱ级脾损伤均可伴发假性动脉瘤,且在初次 CT 检查中很难发现,建议非手术治疗者伤后 24~48 h 内行 CT 复查。Ⅰ~Ⅱ级脾损伤愈合速度较快,大多数 5~6 周即可痊愈,部分可形成脾脏假性囊肿,故建议Ⅰ~Ⅱ级损伤者应在 6 周内复查 CT。而Ⅲ~Ⅴ级损伤患者应在 10~12 周内复查 CT,而后方可正常活动[18]。

除非手术治疗本身发生延迟性大出血而中转手术的风险外,脾钝性伤选择非手术治疗的第二位风险是漏诊空腔脏器损伤。从大数据看,脾脏钝性伤合并小肠损伤的概率并不高。美国东部创伤外科协会多中心统计 275 000 名患者,仅 0.3%合并小肠损伤。但一旦合并肠穿孔延迟治疗 8 h 死亡率将增加 4 倍。CT 诊断小肠损伤假阴性率高达 15%~30%。随着实质性脏器损伤数量越多,空腔脏器损伤的可能性也越大。两个实质性脏器损伤有 15.4%的空腔脏器损伤可能,而 3 个实质性脏器损伤则有 34.4%的空腔脏器损伤可能[22]。

四、展望

基于患者个体信息“量身定制”的新型医疗模式——精准医疗已经在路上,但应该看到精准医疗并非否定“循证医学”或“诊治规范”,精准医疗发展也不可能是直线式上升,“诊治规范”并非“精准医疗”成长过程的障碍,而是其稳步前行的伴侣。为实现腹部创伤精准化救治,仍应遵循救命第一、精准微创第二的原则;在具体选择治疗方式时,应按照非手术—介入—腔镜—剖腹手术的顺序抉择;没有单一方法能绝对除外腹腔内脏器损伤,必须综合应用多种策略和技术[15];查体仍是腹部钝性伤最基本的诊断方法,CT、超声、腹腔穿刺和灌洗等多种诊断措施往往是补充性的而不是唯一性的[16]。只有当诊疗规范中不再出现诸如“不是判断依据”“仅供参考”“结合各地实践选择适用”等词语,以症状、体征等临床“主观”表现为主的伤情评估依据被多重造影、CT等的精准影像学“客观”评估所代替,腹部创伤救治才进入精准医学之门。

参考文献

[1] 张茂,张连阳,蒋建新.推进创伤专业化救治:重视指南的学习和落实.中华急诊医学杂志,2014,23(5):487-490.

[2] 张连阳,张岫竹.遵循规范,提高腹腔高压症/腹腔间隙综合征的诊治水平 · 中国普外基础与临床杂志,2015,22(3):257-259.

[3] 张连阳.腹部创伤的诊断与治疗.中华消化外科杂志,2014,13(12):923-925.

[4] Sharpe JP, Magnotti IJ, Weinberg JA, et al. Impact of a defined management algorithm on outcome after tmumatic pancreatic injury. J Trauma Acute Care Surg, 2012, 72(1): 100-105.

[5] 卫生部医政司.临床路径(合订本).北京:人民卫生出版社,2012:571-573.

[6] 中华医学会创伤学分会创伤急救与多发伤学组. 创伤后腹腔高压症/腹腔间隙综合征诊治规范.中华创伤杂志,2012,28(11):961-964.

[7] 中华医学会外科学分会脾功能与脾脏外科学组.脾脏损伤治疗方式的专家共识(2014版).中华普通外科学文献(电子版),2015,9(2):83-85.

[8] 中华医学会创伤学分会急救与多发伤专委会,中国医师协会创伤外科医师分会多发伤医师专委会. 腹部创伤腔镜诊疗规范专家共识.中华创伤杂志,2016,32(6):493-496.

[9] 张连阳.重视多发伤的精确伤情评估.重庆医学.2010,39(9):1025-1026.

[10] Hirshberg A, Wall MJ J r, Allen MK, et al. Causes and patterns of missed injuries in trauma. Am J Surg, 1994, 168 (4): 299.

[11] Sung CK, Kim KH. Missed injuries in abdominal trauma. J Trauma, 1996, 41(2): 276-282.

[12] Hoff WS, Holevar M, Nagy KK, et al. Practice management guidelines for the evaluation

of blunt abdominal trauma: the EAST practice management guidelines work group. J Trauma, 2002,53(3):602-615.

[13] Salim A, Sangthong B, Martin M, et al. Whole body imaging in blunt multisystem trauma patients with out obvious signs of injury: results of a prospective study. Arch Surg, 2006, 141(5): 468-473; discussion 473-475.

[14] Gupta M, Schriger DL, Hiatt JR, et al. Selective use of computed tomography compared with routine whole body imaging in patients with blunt trauma. Ann Emerg Med, 2011, 58 (5):407-416.

[15] Emery M, Flannigan M. How useful are clinical findings in patients with blunt abdominal trauma? Ann Emerg Med, 2014,63(4):463-464.

[16] Carter JW, Falco MH, Chopko MS,et al. Do we really rely on fast for decision-making in the management of blunt abdominal trauma? Injury, 2015,46(5):817-821.

[17] Pinto F,Miele V,Scaglione M,et al. The use of contrast-enhanced ultrasound in blunt abdominal trauma: advantages and limitations. Acta Radiologica, 2014, 55(7):776-784.

[18] Britt LD, Peitzman AB, Barie PS, et al. 急诊外科学.张连阳,白祥军,赵晓东,译.北京:人民军医出版社,2015:18-19.

[19] Peitzman AB. Focus on blunt abdominal trauma. Eur J Trauma Emerg Surg,2015, 41(3): 217.

[20] Peitzman AB, Makaroun MS, Slasky BS, et al. Prospective study of computed tomography in initial management of blunt abdominal trauma. J Trauma, 1986,26 (7):585-592.

[21] Holmes JF, McGahan JP, Wisner DH. Rate of intra-abdominal injury after a normal abdominal computed tomographic scan in adults with blunt trauma. Am J Emerg Med, 2012, 30(4): 574-579.

[22] Britt LD, Peitzman AB, Barie PS, et al. 急诊外科学.张连阳,白祥军,赵晓东,译.北京:人民军医出版社,2015:346-347.

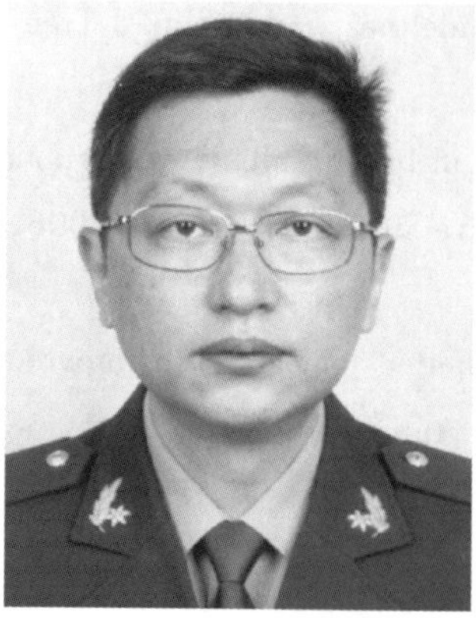

张连阳 教授,主任医师,博士生导师,第三军医大学大坪医院创伤专科医院院长。兼任中华医学会创伤学分会常务委员、创伤急救和多发伤专委会主任委员,中华医学会灾难医学分会常委兼秘书长,中国医师协会创伤外科医师分会副会长兼总干事、多发伤专委会主任委员,全军灾难医学专委会主任委员,《创伤外科杂志》主编,《中华创伤杂志》《中华创伤杂志》(英文版)《中华消化外科杂志》等10余种杂志编委或审稿专家。

曾荣获裘法祖普通外科医学青年奖,王正国创伤医学发展基金会突出贡献奖,军队医疗成果奖二等奖4项,重庆市自然科学奖一等奖1项,重庆市科技进步奖一等奖1项、二等奖3项,重庆市五四奖章。承担国家科技惠民计划、国家科技支撑计划、卫生行业科研专项等18项。以第一(通讯)作者发表论文200篇。主编、主译《简明创伤救治学》《多发伤救治学》《胃肠创伤治疗学》《灾害医学》和《急诊外科学》等专著。

FAST 在严重创伤精准急救中的作用

白祥军

华中科技大学同济医学院附属同济医院创伤外科

一、引言

医学及生物信息学的发展迎来了医学科学大数据时代,基于大数据的科学分析和提炼,能让医生更为全面深刻地认识患者自身和疾病的关系,为实现以患者为核心的更为精确的个体化医疗奠定了基础。美国在此基础上提出了“精准医学(Precision Medicine)计划”,旨在强调一种利用分子诊断、成像和分析软件等支持技术,将个人基因、环境与生活习惯差异考虑在内的疾病预防与处置的新方法。我们对精准医疗的理解是:基于现代最新医学科学研究手段,实施更为广泛、更为精确数据指导下的个体化医疗,是传统个体化医疗的全面提升和发展。

严重创伤患者伤情复杂多样,个体差异极大,精准评估和个体化诊治对于严重创伤救治无疑具有重要的科学价值;然而严重创伤病情变化快,治疗“窗口”期转瞬即逝,给有效信息的获取造成了困难。准确、快速、有效地获取伤情信息,实现快速精准评估,全局精准决策显得尤为重要。应用创伤超声重点评估法(focused assessment with sonography for trauma, FAST)对严重创伤伤员进行早期伤情评估,可以迅速有效地获取伤员胸腹腔损伤的伤情信息,对后续的诊疗决策有重大的参考价值。

二、FAST 与严重创伤

超声影像检查由于其使用便捷、无创、无辐射,在临床各科室广泛应用。超声成像技术的发展使得操作者可以精准调控各种分辨率适应不同解剖结构,获取动态实时影像,提出即时诊断及功能评估。另外,超声检查可以在床旁反复进行,对危重症患者的动态评估具有重要意义。

超声应用于创伤始于 1971 年,Kristensen 对外伤性腹腔积血进行了成功的诊断。至 20 世纪 80 年代,逐步发展出更有针对性的腹部创伤超声检查(focused abdominal sonography for trauma, FAST)[1]。此后,FAST 检查进一步扩展到胸部外伤评估,包括血胸、气胸、心包积液、心脏功能等,其含义转变为“创伤超声重点评估”(focused assessment with sonography for trauma,FAST),旨在快速确定危及生命的情况如胸、腹腔和心包大量积血,是超声有限制的重点应用,并不要求进行全面复杂的检查[2]。FAST 在欧美大部分创伤中心作为常规检查,取代诊断性腹腔灌洗,成为急诊室必备技术,是腹部创伤初步评估的首选方法。国内目前有多个创伤中心开展 FAST 检查,并将其整合入“高级创伤生命支持(ATLS)”培训课程。除了在急诊室,超声也已经广泛地应用在重症监护病房、手术室、现场急救和灾难救援中[3]。

三、FAST 的实施

与普通超声检查不同,FAST 通常由经过相关培训后的创伤医师完成。Kurk 指出,经过 FAST 操作培训的外科医生和经过腹部超声培训的影像科医生在 FAST 检测的以上各个指标方面均无显著差异[4]。

(一)腹腔游离液体

经典 FAST 应用带有凸阵探头(频率一般 3.5~5.0 MHz)的便携式移动超声影像设备,对仰卧位受检伤员取剑突下区域、腹部右上象限、腹部左上象限、盆腔(或 Douglas 腔)四个象限,重点筛查游离积液情况。一般的游离液体呈无回声,而创伤性腹腔积液通常混合血液及血凝块,呈现混杂回声或高回声。FAST 检查的特异性较高,对于到达急诊室时有低血压而 FAST 结果阳性的严重创伤患者,可以直接决定剖腹探查而无需 CT 检查。对于阴性结果并不能排除腹内脏器损伤,可动态观察并重复 FAST 检查,以提高结果的准确性。

(二)心包腔积液

对于怀疑胸部钝性伤的伤员,进行剑突下区域检查时,可以将探头指向心包方向,能及时发现心包积血、心脏压塞,并可在超声导引下行心包腔穿刺、引流积血,缓解心脏压塞。

(三)胸腔积液

超声影像检查对于胸腔积液较为敏感,可以鉴别胸腔积液的性质、区分单纯性积液抑或存在分隔、估算积液量,并可动态观察积液量的变化,从而指导后续诊疗决策,尤其是是否引流或开胸手术。另外,还能在超声引导下进行胸腔积液穿刺置管引流,提高操作的安全性。同时,还能评价置管后的引流效果以及发现有无气胸等并发症。

（四）肺部超声检查

超声波在空气中衰减快，以往认为肺部无法进行超声检查。但近 20 年来，人们认识到空气-组织交界面能反射超声波，为超声识别肺组织和胸膜腔提供了基础。2004 年 Kirkpatrick 首次提出 extended FAST(eFAST)的概念[5]，通过“肺滑行征”消失、“彗尾征”消失等征象判断气胸，并通过“肺点”对气胸进行半定量检测。另外，肋骨回声的消失可判断皮下气肿的存在。eFAST 对中等量气胸的诊断敏感度为 100%，少量气胸（无需胸腔引流等特殊处理）的诊断敏感度为 32%，显著高于仰卧位胸片对于中等量和少量气胸诊断的敏感性。而且，床旁超声诊断气胸所需的时间为(2.3±2.9)min，明显少于床旁拍摄胸片所需的时间，(19.9±10.3)min。

（五）超声与血流动力学

通过超声检测下腔静脉、颈内静脉的大小/呼吸变异，能快速获取血容量信息；通过心脏超声可粗略地估计心脏的充盈程度和收缩能力。严重创伤患者复苏期间，通过心脏及大血管超声影像检测能有效地预测复苏成功率，指导是否继续或中止复苏措施[6]。

四、FAST 与严重创伤精准医疗

精准医疗的核心是通过尽可能多地获取患者自身及疾病的有效信息，科学地整合分析，提出更有针对性的个体化诊疗措施，实现疗效最优化、不良反应最小化。严重创伤不同于一般疾病：起病急、病情重、变化快，短时间内对伤员作出全面、系统的伤情评估，避免误诊，减少漏诊，科学决策，实施合理有效的干预措施是严重创伤救治的重点，也是难点。合并多发骨折、血流动力学不稳定、事故现场及早期救治场所设备条件等情况更是限制了严重创伤患者进行 X 线、CT、MRI 等大型仪器检查。超声检查由于其设备便携性，检查快速准确，院前、院内和床旁均能使用，且可以重复使用获取动态信息，使得医务人员可以迅速有效地获取严重创伤患者的伤情信息，快速检诊和分类，尽早明确危及生命的损伤，迅速作出关键决策。FAST 能够缩短急诊手术前时间，减少 CT 检查次数和并发症，缩短住院时间，降低住院费用。伴随超声图像分辨率的不断提高，FAST 的敏感性、特异性和准确率均得到显著提高，为其推广普及提供了广阔的前景，便携超声被誉为“看得见”的听诊器。

FAST 在严重创伤，特别是胸、腹部创伤精准治疗中具有很高的应用价值，因此，从事创伤救治的临床医师应该积极掌握，但是国内的普及还面临不少问题。

主要体现在急诊、创伤外科医师超声检查的技术培训及行业准入问题。西方发达国家已形成比较完善的 FAST 培训和考核规范体系[7]，美国医用超声研究院针对非影像科医师的超声应用指南规范了 FAST 检查的适应证、医师资质和职责、设备要求以及质量控制等问题[8]。我国关于 FAST 在创伤急救中的应用，起步晚、普及率低，在有些单位 FAST 仍由影像科医生实施，无法体现其快速、高效的优势。

严重创伤的精准医疗是一个系统工程，FAST 是这个系统中一个技术的应用。越来越多的技术应用于严重创伤急救，将进一步提升创伤救治的快速性、精准性、有效性。FAST 检查能在严重创伤的初步检伤分类、院内评估、动态伤情监测等方面快速有效地提供精准信息，科学地将这些信息与其他伤情信息有机地结合，将有助于医师作出针对伤员个体的精准决策，因而有重要的临床价值，值得国内创伤医师的重视和应用。

参考文献

[1] MeGahan JP, Richards J, Gillen M. The focused abdominal sonography for trauma scan: pearls and pitfalls. J Ultrasound Med, 2002, 21(7): 789-800.

[2] Kirkpatrick AW, Ball CG, D'Amours SK, et al. Acute resuscitation of the unstable adult trauma patient: bedside diagnosis and therapy. Can J Surg, 2008, 51(1): 57-69.

[3] Masur SM, Pearce A, Alfred S, et al. The F.A.S.T.E.R. trial. Focused assessment by sonography in trauma during emergency retrieval: a feasibility study. Injury, 2008, 39(5): 512-518.

[4] Kurk N S. Focused assessment with sonography for trauma in patients with confirmed liver lesions. J Scand J Surg, 2012, 101(4): 287-291.

[5] Kirkpatrick AW, Sirois M, Laupland KB, et al. Hand-held thoracic sonography for detecting post-traumatic pneumothoraxes: The Extended Focused Assessment with Sonography for Trauma (EFAST). J Trauma, 2004, 57: 288-295.

[6] Cureton EL, Yeung LY, Kwan RO, et al. The heart of the matter: Utility of ultrasound of cardiac activity during traumatic arrest. J Trauma Acute Care Surg, 2012, 73(1): 102-110.

[7] Bowra J, Dawson M, Goudie A, et al. Sounding out the future of ultrasound education. Ultrasound, 2015, 23: 48-52.

[8] Bahner D, Blaivas M, Cohen HL, et al. AIUM practice guideline for the performance of the focused assessment with sonography for trauma (FAST) examination. J Ultrasound Med, 2008, 27(2): 313-318.

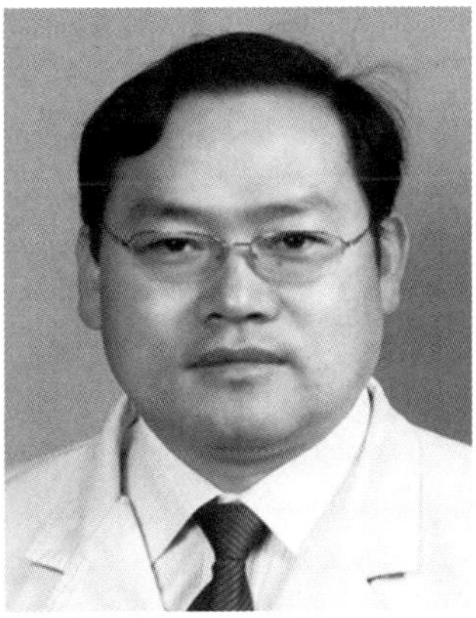

白祥军 医学博士，主任医师，教授，博士生导师，现任华中科技大学同济医学院附属同济医院创伤外科主任，急救中心主任，急诊医学教研室副主任。兼任中华医学会创伤学分会常委兼创伤急救学专业委员会主任委员，中国医师协会创伤医师分会副会长，中国医师协会急诊外科医师分会副主任委员，湖北省医学会创伤学分会副主任委员，武汉市创伤医学分会主任委员，《临床急诊杂志》《创伤外科》副主编，德国急救医学海外顾问，*Chinese Journal of Traumatology*、《中华创伤外科杂志》《中华急诊医学杂志》编委。

毕业于同济医科大学。2002 年在德国埃森大学医学院创伤外科做访问学者。从事急诊、创伤及相关的临床与基础研究 30 余年。2008 年申报了卫生部十年百项项目，将负压封闭引流技术（VSD）在创面修复中的应用在创伤、烧伤、普通外科、整形外科、小儿外科等领域进行了推广应用。

曾荣获武汉市卫生行业“十佳”医务工作者称号、湖北省首届“医学领军人物”、上海王正国创伤医学发展基金会“突出贡献奖”。主持和参与了国家自然科学基金、留学回国人员启动基金、省市级多项课题的研究，在专业核心期刊发表论文 200 余篇，主编、副主编和参编《创伤外科临床诊疗指南》《多发伤救治学》《简明创伤救治学》《急诊外科学》等专著。获得国家科技进步奖二等奖（合作）1 项、湖北省和武汉市科技进步奖二等奖各 1 项。

创伤精准救治
——贵州医科大学附属医院模式分享

刘　健　邓　进

贵州医科大学附属医院

一、引言

贵州医科大学附属医院创建于抗日战争最艰苦的1941年，是西南地区创办较早的高等医学院校附属医院之一。经过75年的发展，现已成为拥有实际开放床位3000张，集医疗、教学、科研、急救、预防、保健、康复为一体的大型综合性三级甲等医院、全国百佳医院。建院之初，人才济济。首任院长是我国著名的热带病学专家李宗恩教授，同时有来自协和医院、湘雅医院的40多位国内外专家学者。时至2015年，附属医院有在职职工4000余人，包括二级教授13人、三级教授51人、拥有博士和(或)硕士学位924人。编制床位2025张，新外科大楼投入使用后，现实际开放床位3000张。医院设有52个临床学科、86个病区、11个医技科室。近十年来医院共获得科技成果奖151项，其中部级奖125项。近5年来在省级以上学术期刊发表论文868篇，其中在代表专业最高学术水平的期刊发表138篇。近3年主编、参编著作16部；医院科技人员中有24位任全国性专业学术委员会委员，63位任全国性学术期刊编委会委员，48位任贵州省医学会各分科学会主任、副主任，39位任贵州省医学会各分科学会常委会秘书，37位任地方性学术期刊编委。医院创办了《临床脑电学》《急诊外科》两种全国性学术期刊。建院以来，1994年被评为一等医院；1994年通过国家级爱婴医院评审；1994、1995年被评为贵州省卫生系统优秀基层政研会；1995年获贵州省卫生系统职业道德第一周期先进集体；1996年获“贵州省文明医院”称号；1997年被列为贯彻落实“以病人为中心，优质服务，树行业新风”十条要求的省级示范医院；1998年获贵州省卫生系统职业道德建设第二周期先进集体。

在贵州医科大学附属医院的支持下，贵州省紧急救援中心、贵州医科大学附属医院急诊医学科不断努力，不断前进。在各届领导的不断支持下，“96999”省紧急救援中心于2001年率先成立，以我院急诊医学科为主体，实现院前急救与院内急诊无缝衔接,负责贵州省大型突发公共卫生事件、灾害事件的紧急医疗救援工作以及全省范围内急救支援调度工作,是唯一与“120”共存的省级救援平台。我们的宗旨是:心系病患兴医业,贴心服务惠民生。

二、重大事件抢险救援工作

“96999”省紧急救援中心成立 15 年来,完成急救任务近 15 万次,抢救重危患者 10 多万人次。参与汶川大地震、关岭山体大滑坡、晴隆矿难、福泉收费站大爆炸、抗击“非典”、贵阳市 5·20 海马冲滑坡等突发公共事件的卫生应急救援工作,多次实施跨省救援。2016 年 7 月初,毕节市大方县因持续暴雨发生山体滑坡,造成 11 户 29 人失联,我院“96999”省紧急救援中心迅速组成救援小组,半小时内集结完毕奔赴灾区并迅速展开救援。同时,针对应急事件易发地区,贵州省紧急救援中心联合贵州医科大学大健康学院,建设创伤数据库,利用集团医院的优势,配置合理的急诊出诊中心,缩短了院前急救半径及反应时间。

三、学科建设及人才培养

中心加强学科建设及人才培养,先后投入 5000 多万元对硬件设备和病房条件进行改进,加强新技术新疗法的临床运用等,增强了对危急重症患者的救治能力。

中心先后获得贵州省科技厅“微创诊疗创新团队”和“危急重病救治绿色通道建设科技创新人才团队”。同时荣获国家卫计委临床重点专科建设项目、贵州省急诊医疗质量控制中心、贵州省紧急救援与重症医学人才培养基地、贵州省急救专科护士培训基地等,承担着全面提高贵州省急诊急救医疗人才综合素质和急诊急救管理水平及应对突发公共卫生事件能力的重任。

四、创伤精准救治模式的建立

针对贵州省易多发严重创伤/多发伤,进一步整合创伤救治核心资源,于 EICU(急诊重症监护室)内建立严重创伤救治单元。我院急诊科在长期运行创伤救治中心(含院前急救、急诊抢救室、急诊创伤外科、急诊 ICU[重症监护室]、急诊内科、急诊神经科、急诊手术室、急诊影像科、急诊临检科等)的经验积累基础上,提出在 EICU 内建立“创伤救治单元”的模式。针对严重多发伤将 EICU 与创伤外科进一步整合,于 EICU 内配备严重多发伤独立病房、具备学科交叉的医护人员、专用急诊手术室及相关医疗设备。该模式并不经过会诊、协调等多步骤,更无需患者入院后经多个传统科室间共同制定治疗方案,而是院前急救分选后直接启动 EICU 内创伤救治单元模式,开展严重多发伤患者的绿色通道诊治,使患者同时得到专业的创伤与重症监护治疗,从而提高对严重多发伤患者诊疗的时效性、有效性,减少转诊,提高患者存活率。同时急诊影像科针对严重多发伤患者适时使用介入治疗,尤其是血液动力学不稳定的骨盆骨折、腹部实质脏器损伤、胸腹腔脓肿患者。研究表明,骨盆骨折大出血的患者在 3 h 内行 DSA(数字减影血管造影)血管栓塞术治疗有助于早期有效控制出血,进而提高该类患者的存活率。介入手术的有效运用契合外科损害控制理念,其同创伤救治单元的结合,亦提高了严重多发伤患者救治的成功率。该模式进一步整合了创伤外科、重症监护、损害控制技术、介入等医疗资源,为严重多发伤的救治提出了新的思路(图 1)。

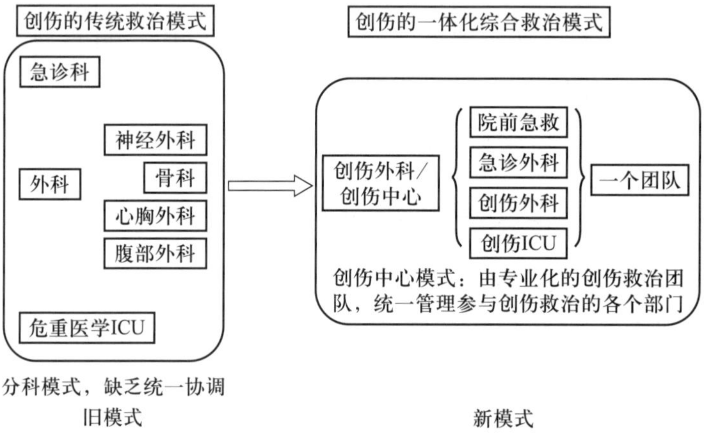

图 1　创伤精准救治单元模式

五、创伤基础研究与应急救援拓展

中心积极深入开展应急救援基础与临床研究。2015 年我院与王正国院士合作,建立贵州医科大学附属医院道路交通伤院士工作分站,积极开展道路交通伤救治及研究工作。近年来中心已成功申请国家自然科学基金 3 项,国家级重点实验室开放性项目 1 项;获贵州省科技进步奖三等奖 3 项,共发表 SCI 期刊论文 20 余篇。先后组织开展了"贵州省院前急救培训班"急救人才培养项目、"突发公共事件卫生应急处置培训"项目等,共培训来自全省的相关领域的工作人员 210 余人。中心多次参加由国防动员委员会组织的各类国防动员救援演练,并取得了良好成绩。就在此时,我院 12 名同志正登上海军"世昌舰",参加"海疆呼唤——2016"跨海区海上医疗救护演练。

六、总结与展望

在国内外顶级专家的指导和帮助下，我院在创伤精准救治方面不断摸索、不断总结并取得了一定的成绩；但是，和医疗发达的东部地区相比，我们仍然有很大的差距；展望未来，我们充满信心。我们的奋斗目标是创建国家级应急救援研究中心，建立国家级应急救援队，逐步建立贵州省三级创伤救治体系，建立国家级创伤培训基地，继续发展优化三个中心的建设，争取早日获得国家批准。不断完善和改进道路交通伤数据库的建设，强化创伤基础研究，并不断提高基础研究水平，加强贵州医科大学附属医院集团化建设，建设好贵安医院、新浦医院等集团子医院，努力将贵安医院建设成为贵州省创伤空中救援基地。我们相信一定能打造具有特色的贵州省应急救援系统，提升我省的救援能力。

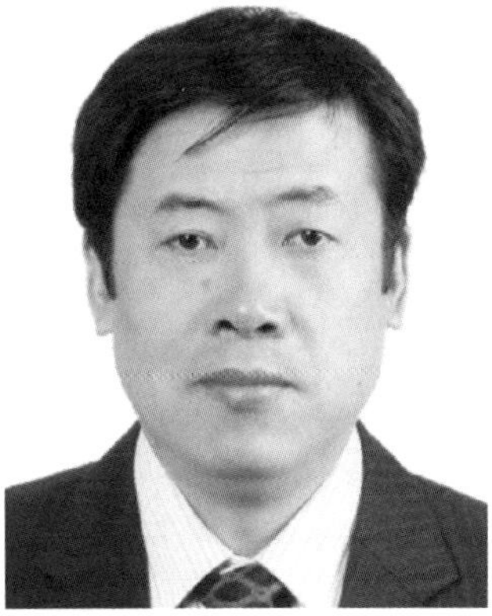

刘健 1963 年 11 月出生，博士，二级教授，主任医师，博士生导师，现任贵州医科大学副校长兼贵州医科大学附属医院院长、神经外科主任。兼任中华医学会神经外科分会常务委员，贵州省医学会神经外科学会主任委员，贵州省神经外科医疗质控中心主任，全国青年联合会常务委员，贵州省科协常务委员；《临床神经电生理学与癫痫杂志》主编，《中国临床神经科学》《立体定向及功能神经外科杂志》《中国脑血管病杂志》《中国微侵袭神经外科杂志》《贵阳医学院学报》编委，《贵州医药》执行编委，《中华神经外科杂志》《中华神经病学杂志》特约审稿专家。

承担国家及省部级科研项目 10 余项。具有丰富的教学、科研和临床诊治经验，在颅内深部肿瘤、动脉瘤的显微外科手术治疗、脑胶质瘤的分子生物学特性研究、脑血管病的基础和临床研究等方面有较深造诣。曾获得“贵州青年五四奖章”荣誉称号、贵州省“十大”杰出青年称号、贵州省“五一”劳动奖章、“贵州省省管专家”；享受贵州省政府特殊津贴。获得贵州省科学技术进步奖二等奖 2 项、三等奖 3 项。发表论文 40 余篇，参编专著 2 部。

第三部分

专题报告

不同组织源间充质干细胞的功能异质性及其在再生医学中的应用

韩忠朝

中国医学科学院血液学研究所 国家干细胞工程技术研究中心

一、引言

间充质干细胞(mesenchymal stem cell,MSC)可以在身体各组织器官中分离得到,但不同组织来源的 MSCs 在生物学功能上存在明显差异,甚至同一组织来源的 MSCs 在贴壁培养后仍可观测到异质性群体的存在。因此,以生物学功能为基础,寻找适合研究或特异性治疗的 MSC 群体,是今后 MSC 研究的重点之一。

本研究分两个部分,第一部分比较分析骨髓、脂肪、脐带和胎盘 MSC 体外血管新生能力的差异,探究 VCAM-1 可否作为区分具备较强促血管新生功能的胎盘绒毛膜来源的 MSC 亚群的表面标记;第二部分使用 Algniate/Hyaluronic acid (Alg/HA) Hydrogel 作为支架体外诱导骨髓(BM)和脂肪(AT)来源的 MSC 软骨分化,分析软骨分化对 MSC 的免疫原性和免疫抑制能力的影响,探讨 MSC 软骨分化后是否保持免疫豁免特性。

二、第一部分的结果发现

第一部分的研究结果共有 10 个方面。

(1) 骨髓间充质干细胞(BMSC)、脂肪间充质干细胞(AMSC)、脐带间充质干细胞(UMSC)和胎盘间充质干细胞(PMSC)表达相似的表型,且都可以在体外被诱导分化为脂肪细胞、骨细胞和软骨细胞。

(2) 相较于 AMSC 和 UMSC,BMSC 和 PMSC 可以在体外 Matrigel 上自发形成管型结构。

(3) BMSC 和 PMSC 的条件培养基明显促进内皮细胞的增殖并增强内皮细胞的血管结构形成能力。

(4) RT-PCR 结果显示,BMSC 和 PMSC 表达较高水平的 VEGF-A(血管内

皮生长因子 A)、NGF(神经生长因子)和 ANG(血管紧张素),而 PMSC 和 UMSC 表达较高水平的 HGF(肝细胞生长因子)。ELISA 结果同样发现,BMSC 分泌较多的 VEGF,而 PMSC 的上清中有较高浓度的 HGF 和 VEGF。

(5) 培养扩增 CV-MSC 并成功分选出 VCAM-1^+ CV-MSC 和 VCAM-1^- CV-MSC 两个亚群。

(6) Affymetrix 基因表达谱和 RT-PCR 结果证实了血管新生相关基因,如 HGF、ANG、IL8、IL6、VEGF-A、TGF-β、MMP2 和 bFGF 在 VCAM-1^+ CV-MSC 中都表达上调。

(7) 相较于 VCAM-1^- CV-MSC,VCAM-1^+ CV-MSC 可以在体外 Matrigel 上自发形成管型结构,并促使体内 Matrigel 血管新生。

(8) VCAM-1^+ CV-MSCCM 比 VCAM-1^- CV-MSCCM 明显增强内皮细胞的增殖和趋化能力。

(9) AAH-CYT-G1000 细胞因子芯片提示,VCAM-1^+ CV-MSC 比 VCAM-1^- CV-MSC 分泌更多的促血管新生的细胞因子,如 HGF、IL8、血管形成素(angiogenin)、血管生成素(angiopoitin-2)、μPAR、CXCL1、IL-1β、IL-1α、CSF2、CSF3、MCP-3、CTACK 和 OPG。

(10) 下肢缺血动物在接受细胞移植后出现截肢率降低,且接受 VCAM-1^+ CV-MSC 移植的小鼠相对于 PBS 移植组,缺血损伤评分和运动损伤评分都明显降低。PeriCam PSI System 检测发现,VCAM-1^+ CV-MSC 移植较 VCAM-1^- CV-MSC 移植明显促进小鼠患肢血流量的恢复。血管造影结果显示,VCAM-1^+ CV-MSC 移植组患肢侧支循环密度明显高于 VCAM-1^- CV-MSC 移植组。同样,组织化学染色结果显示,VCAM-1^+ CV-MSC 移植组小血管密度明显增加。

这些研究结果表明,不同来源的 MSC 存在血管新生异质性,可能与其所在的体内微环境密切相关。VCAM-1 可以区分具备较强促血管新生功能的 MSC 亚群。

三、第二部分的结果发现

在第二部分研究中,我们首先成功建立了以 Alg/HA Hydrogel 为生物支架的三维体系并成功将 MSC-BM 和 MSC-AT 诱导为软骨细胞,阿尔辛蓝和 II 型胶原免疫荧光染色阳性。MSC-BM/-AT 以及 Chondro-MSC-BM/-AT 在正常状态下不表达 HLA-DR,且不会刺激 PBMC 增殖。受到炎症因子刺激后,MSC-BM/-AT 中 HLA-DR 表达水平有不同程度升高,但并不会刺激 PBMC 增殖。受到刺激后,Chondro-MSC-BM/-AT 的 HLA-DR 表达未见变化,且不会刺激异源性 PBMC 的增殖。混合淋巴细胞反应中,MSC-BM/-AT 作为第三方细胞可以明显抑制活化的 PBMC 的增殖,且此抑制作用呈现 MSC 浓度依赖性。MSC-AT 软骨分化后依旧保持较强的免疫抑制水平,且此抑制能力不随炎症因子刺激而改变。而 Chondro-MSC-BM 在高细胞浓度时保持免疫抑制,而在低细胞浓度时抑制能力丧失。混合淋巴细胞反应中加入 Alg/HA Hydrogel 并不会改变 MSC-BM/-AT 的低免疫原性和免疫抑制能力,且炎症因子刺激后也未见明显改变。流式结果显示,HLA-G 在 MSC-BM/-AT 体外传代中表达降低(从 P3 到 P6);受到炎症因子刺激后,MSC-BM/-AT 和 Chondro-MSC-BM/-AT 中 HLA-G 表达增加;软骨诱导分化后,常氧状态下 HLA-G 的表达下调,但在低氧培养时 HLA-G 会表达上调。免疫荧光染色显示,HLA-G 会在免疫激活的 MSC 中表达上调。流式结果提示,参与 MSC 介导的免疫抑制为可溶性的 HLA-G(2A12)而非膜型的 HLA-G(MEMG9),且 87G(HLA-G 的中和抗体)可以部分阻断 MSC 对 PBMC 的免疫抑制作用。此外,流式结果提示,HLA-G 在 MSC 对不同 PBMC 的免疫应答中升高程度不同,提示 MSC 的免疫调节能力依赖于不同个体来源的 PBMC。这些结果表明,Alg/HA Hydrogel 支架可以辅助 MSC 软骨分化,且其不影响 MSC 的免疫原性和免疫抑制特性,适于体内移植。在不同细胞浓度和炎症因子刺激下,MSC-BM/-AT 及 Chondro-MSC-BM/-AT 都保持低免疫原性。MSC-BM/-AT 和 Chondro-MSC-BM/-AT 可以抑制 PBMC 增殖,且此抑制作用是细胞浓度依赖型。而且 Chondro-MSC-BM 在低细胞浓度时丧失了免疫抑制能力,因此 MSC-AT 更适合作为软骨组织工程的候选细胞。

综上所述,不同来源 MSC 具有明显的功能异质性,在再生医学的研究和临床应用中,应根据研究目的和适应证选择最佳的 MSC 群体。

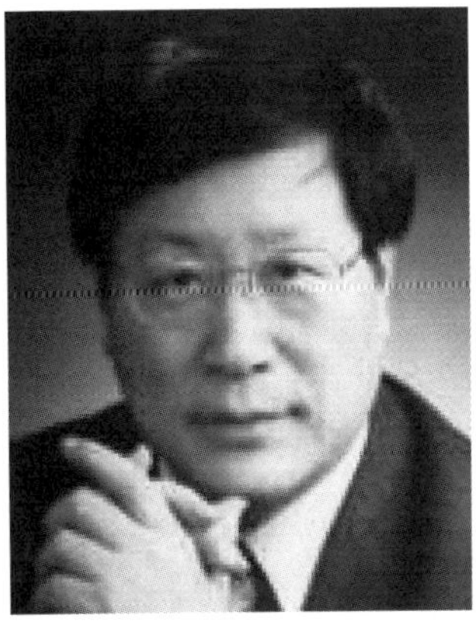

韩忠朝 中国医学科学院北京协和医学院教授、血液病医院血液学研究所研究员、国家干细胞工程技术研究中心主任、实验血液学国家重点实验室学委会主任,汉氏联合干细胞与健康研究院院长,法国国家技术科学院院士,法国医学科学院院士,中国生物医学工程学会干细胞分会主任委员。

主要从事血液学以及干细胞再生医学的研究,在造血干细胞、围产期干细胞、干细胞库及其临床研究方面作出突出成绩。发表论文 450 余篇,其中在

SCI 期刊发表 250 余篇，被引用 7000 余次，H 指数 47。主编、参编专著 17 部。共获国内外科技奖 26 项，包括国家自然科学奖二等奖 1 项、国家科技进步奖一等奖和二等奖各 1 项，省部级科技进步奖一等奖 6 项。

包载 bFGF 的生物活性材料对慢性难愈合创面的促修复作用

李校堃

温州大学生命科学研究院

一、引言

慢性难愈合创面,包括严重烧伤、长期压疮、糖尿病型溃疡等,由于创面迁延难愈,创面持续不愈合至少三个月,严重影响患者的正常生活,并造成许多人因此截肢。同时,随着全球人口老龄化,患糖尿病、血管疾病和肥胖等人群日益扩大,其中的糖尿病型难愈合创面已经成为一个全球性的医疗难题[1]。健康人的急性创伤修复过程包括止血、炎症反应、肉芽组织形成和组织重塑,这几个环节紧密有序地进行,但在慢性难愈合创面中,由于原发疾病造成的神经、血管等损伤,或者是更复杂的系统性异常,再加上外界的有害因素参与,造成创面愈合过程的异常,进而导致任意一个修复环节出现停滞,最终影响创面的愈合速度[2]。与此同时,长期开放的慢性创面极易感染各种病原体,导致创面感染,进一步加重这种异常修复,导致病情加重[3]。因此,高发病率、高住院率和高截肢率,在糖尿病患者中尤为突出。遗憾的是,目前临床上尚无有效治疗慢性难愈合创面的手段,无法显著提高愈合效率并减少各种并发症[4]。因此,研发新型的以具有生物相容性的生物材料为基础的创面敷料并释放外源性的创面相关生物活性因子具有重要的科学意义和临床价值。

二、抗蛋白质非特异性吸附材料与创面愈合

创面敷料作为保护创口的创面覆盖物,在创面的愈合过程中,作为皮肤的替代物可以起到暂时隔离外界环境的屏障作用,从而减少创面感染,改善创面的愈合环境。尤其是针对慢性难愈合的创面,传统的纱布越来越难满足现今对创面的治疗需求:① 纱布敷料的纤维脱落会造成异物反应;② 创面肉芽组织容易长入纱布网眼中,换药时引起疼痛和损坏新生的创面组织造成二次损伤;③ 组织渗液浸透敷料时,病原体容易透过;④ 纱布敷料只能简单地隔离外界环境,不能

为创面愈合提供一个湿润的愈合环境[5]。与此同时，随着“湿性愈合理论”的提出，人们对伤口愈合过程的认识有了新的突破性进展，创面敷料保持创面的湿润环境变得尤为重要，尤其是慢性难愈合创面[6]。因此，理想的用于难愈合创面的敷料应具备以下功能：透湿、透气并使创面保持湿润的环境；与创面贴合良好，但不会随着创口的生长与创面黏合，以免在更换敷料时引起二次损伤；抵御细菌的入侵，防止感染[7]。现阶段针对难愈合创面的敷料主要有生物敷料和合成敷料。生物敷料主要有尸体皮、猪皮和羊膜等，这些敷料虽然比传统的敷料有很大改进，但其所具有的诸多不能克服的缺点使其应用受到限制。例如，新鲜的尸体皮不易获得且保存时间短，所以不能大规模生产使用并且价格昂贵。另外，尸体皮也会存在传播细菌、真菌的危险，并且可能会引起创面的异物反应，使伤口恶化。合成敷料是最值得开发利用的创面敷料，主要包括薄膜类敷料和水凝胶类敷料。薄膜类敷料的缺点是吸水性能较差，吸收饱和后易致膜下渗液积聚，可能诱发或加重感染，尤其不适于渗液多的难愈合创面。因此，一系列由亲水性聚合物构成的拟细胞外基质的水凝胶类敷料，因其具有良好的吸水性能、表面光滑、生物相容性好，越来越得到广泛的重视[8]。

目前，水凝胶敷料在美国和欧洲一些国家已经商品化。Moura 等[9]将壳聚糖水凝胶敷料应用在糖尿病小鼠的创面上，发现该水凝胶可以保持创面的湿润性并且促进创面血管的新生，加快糖尿病小鼠的创面愈合。Boucard 等[10]合成的壳聚糖水凝胶材料应用在猪Ⅲ级烧伤的模型中，用水凝胶敷料处理创面后可以减少创面免疫细胞的迁移并且激活血管新生，促进烧伤皮肤创面的愈合。利用这些生物相容性极佳的水凝胶包载药物吸收组织渗液，可以保持创面良好的愈合环境（湿润度、透气性、抗菌抗感染）[11]。

亲水性极强的抗蛋白质非特异性吸附（nonfouling）材料是最广泛应用于水凝胶领域的生物材料。在生物材料领域的一个主要挑战是材料表面的非特异性蛋白质吸附[12]。材料蛋白质的非特异性吸附会引发许多不良生物级联反应[13]，并伴随着一些并发症的出现，包括感染、局部炎症、各种免疫介导疾病等。尤其对于血液接触材料，当血液首次接触外源物质时，血浆蛋白（尤其是血液中的纤维蛋白原）会在不到 1 秒钟的时间内吸附到材料表面，形成蛋白质吸附层，从而引起大量的血小板吸附。因此，防止感染和后期炎症发生的关键是防止或减少初始阶段的蛋白质以及细菌吸附，而 nonfouling 材料基于其表面极强的水合结构可以有效防止蛋白质的非特异性吸附，避免许多生物材料的不良反应。nonfouling 材料的应用可以有效防止材料表面的蛋白质非特异性吸附从而提高材料的生物相容性[14,15]：阻止材料表面的蛋白、细胞以及细菌吸附，预防凝血以及炎症反应；提高生物传感器的灵敏度；提高药物缓释的稳定性和体内循环时间等。随着 nonfouling 材料的日益发展,共产生了三代广泛应用的抗蛋白质非特异性吸附材料(图 1)。一代聚甲基丙烯酸羟乙酯(HEMA)通过其大量的-OH 键获得紧密水合层进而具有 nonfouling 效果,已经被广泛应用于隐形眼镜材料中,但其抗蛋白质非特异性吸附在全血清中的表现平平,已有报道证明其 nonfouling 性能随着全学清中蛋白质的种类和含量的提高而显著下降。而二代聚乙二醇 PEG 在使用过程中也存在一些缺陷,其中包括:① PEG 在氧气和过渡金属离子存在的条件下会发生自然氧化,末端的羟基会被体内的乙醇脱氢酶氧化成醛基,而醛基很容易与蛋白质或其他含有氨基的分子进行反应,从而失去 nonfouling 性能;② PEG 的 nonfouling 性能与分子排列有关,过于紧密、分子量过小或过大都会导致阻抗能力的降低;③ PEG 修饰的蛋白质药物载体会引发加速血液清除的现象,可能和 PEG 诱发免疫反应相关。因此,新型的具有更加优异的 nonfouling 性能的第三代材料得到了人们越来越广泛的重视,其中主要为两性离子型聚合物:磷酰胆碱类材料、聚甜菜碱类材料和聚两性电解质材料。这些两性离子材料都具有纳米级别意义上的 1∶1 正负电荷分布的特性。

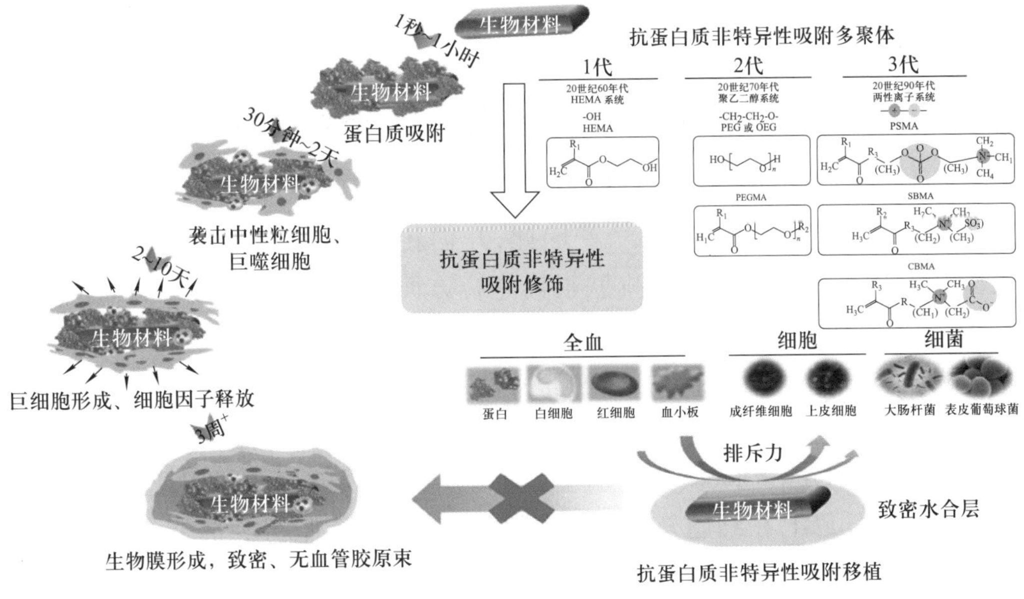

图 1　生物体对外来材料的常规吸附反应以及 nonfouling 材料的种类和机理示意图

其中侧链具有正负电荷对(季铵和磺酸基)的 SBMA(磺基甜菜碱甲基丙烯酸酯)是非常有代表性的两性离子抗蛋白质非特异性吸附(nonfouling)材料且应用十分广泛[16]。SBMA 优秀的 nonfouling 效果在申请人的前期研究中已经被证明主要得益于正负电荷对。表面致密的水合层使材料形成一层物理和能量屏障进而获得抗吸附能力,最终使生物材料在体内复杂的环境得以“隐形”从而提高材料的稳定性[17]。尤其是在创面修复应用方面,得益于 SBMA 优秀的水合和抗蛋白质非特异性吸附能力。近期已有研究证明,通过 SBMA 修饰后的聚四氟乙烯膜饱和含水量大大提高,同时 SBMA 的加入有效提高了老鼠创面的愈合率,促进了创面新生血管生成,效果甚至优于商业用的 3M™ Tegaderm 水胶体敷料[18]。

以纯 SBMA 单体为基础的水凝胶基质会提供给创面更湿润的水合环境,并且两性离子 SBMA 优秀的 nonfouling 特性又会避免创面炎症反应以及感染的发生,将会是新一代更为优秀的水凝胶敷料基质。我们合成得到的 SBMA 水凝胶是由一系列具有正负电子对磺酸基甜菜碱单体聚合而成的高分子网络,它可以吸附大量的水并保持不变的三维结构,同时具有一定的柔软性和黏弹性能,可以有效模拟很多生物体的细胞外基质[19]。与此同时,SBMA 水凝胶可以通过其正负电荷作用、单体与引发剂的配比、交联剂的加入量等特性进而改变其物理化学特性如孔径、与蛋白质的相互作用等,从而起到载持、分离、缓释物质的功能[20,21]。尤其是在难愈合创面领域,正如我们前面提到的,包载并可控释放适当的外源性生长因子,会对慢性难愈合创面提供更为有效的治疗手段。

三、包载 bFGF 生物材料与难愈合创面修复

在慢性伤口愈合中,存在诸多潜在的损害,如压力、血流不足、水肿,这些因素严重阻碍了损伤皮肤的愈合[22]。因此,开创新型的复合疗法在临床上显得尤为重要。其中生长因子治疗在皮肤损伤愈合方面对于加快伤口愈合具有非常巨大的潜力[23]。生长因子作为重要的细胞外信号因子,可以有效地帮助伤口愈合,局部应用外源性生长因子可以加速慢性或者急性伤口的修复,从而加快病人皮肤屏障的恢复,减少病人后期感染风险[24]。其中,碱性成纤维细胞生长因子(basic fibroblast growth factors,bFGF)是具有广谱作用的促进组织或血管形成的生长因子[25]。bFGF 在细胞外基质(ECM)中是联结细胞行为的专一信号因子,可以直接作用于其靶细胞上的特异性受体,比如成纤维细胞、血管内皮细胞等,通过促分裂效应使细胞发生分裂、增殖,促进毛细血管新生而改善微循环,促进肉芽组织迅速生长,最终启动和加速组织修复进程[26]。外源性生长因子对创伤的修复作用已成为当今创伤修复学研究的热点,临床已经成功将 bFGF 应用于治疗烧伤、创伤患者创面修复,并取得了显著的疗效[27]。持续给予 bFGF 可以有效促进肉芽组织中参与创面修复过程中最主要的功能细胞——成纤维细胞,以及血管内皮细胞、平滑肌细胞等的增殖与分化,使创缘上皮迅速向中心爬行,缩小创面促进愈合并且防止后期瘢痕增生[28]。然而,bFGF 治疗糖尿病慢性

难愈合创面在临床试验一直未取得理想的效果。造成其失败的原因主要是由于作为一种碱性多肽类蛋白质药物，bFGF 在体内非常不稳定，极易被蛋白酶水解，同时滞留时间很短，在病灶部位很难达到治疗所需要的剂量，因此需要反复给药，增加了感染风险，医疗成本很高[29]。因此，在治疗慢性难愈合创面过程中利用生物材料载体包载 bFGF，可以提高其在体内的稳定性，维持 bFGF 的生物活性，同时实现 bFGF 在病灶部位的可控释放，避免反复给药，进而降低感染的风险。

本课题组前期通过研究 FGFs 药物融合在不同生物材料后对其结构功能的影响，对 FGFs 生物材料进行了分子修饰及表面处理，为大分子蛋白药物稳定性、缓释性问题提供了解决办法，同时探讨了蛋白药物复合组织工程材料的制备、分子机制及药理作用。首次用 bFGF 对生物胶原海绵进行肝素化修饰及壳聚糖铰链处理，形成一种具有 bFGF 生物活性的组织工程材料（发明专利：ZL99100585.6）。同时利用大鼠糖尿病模型证实了该材料能有效抵抗糖尿病皮肤溃疡局部氧化损伤、促进血管增生、加快创面修复。在动物实验基础上也完成了多中心双盲临床试验并获得国家三类医疗器械生产批文[国药管械（试）字 2002 第 3040040 号]。

我们进一步将具有优秀 nonfouling 性能的 SBMA 两性离子材料制备成具有优秀生物相容性的高含水量水凝胶，并通过传统的冷冻干燥法获得不同的孔径，再通过带正负电荷的 SBMA 单体基团包载 bFGF，使 bFGF 与外界酶解环境相对隔离，提高其体内稳定性从而增强其生物学效应；同时通过调节 SBMA 的单体含量和水凝胶的交联度，以及与 bFGF 的质量比获得一系列不同载药量和释放速度的高含水率 bFGF 复合 SBMA 水凝胶（图 2）。所合成的水凝胶不但具备优秀的水合性能，为创面提供湿润的环境，同时具有良好的生物相容性防止血液蛋白、细菌吸附有效避免后期炎症和感染，并且这种拟细胞外基质可以有效地保护 bFGF 分子，提高 bFGF 分子的耐热性和稳定性，克服 bFGF 生物利用率低的应用技术瓶颈。我们将包载 bFGF 的超亲水性两性离子 SBMA 水凝胶应用于慢性难愈合创面的治疗，发现该材料可以加快再上皮化速度、改善肉芽组织形成、促进胶原沉积和血管生成，使伤口得到全面的修复，提高成纤维细胞的增殖和迁移能力，促进肉芽组织形成，从而促进伤口愈合。慢性难愈合创面由于炎症反应强烈造成伤口愈合困难，创面敷料对难愈合创面的愈合很重要，包载 bFGF 的 SBMA 水凝胶的开发也为难愈合创面的治疗探索了新的方向。

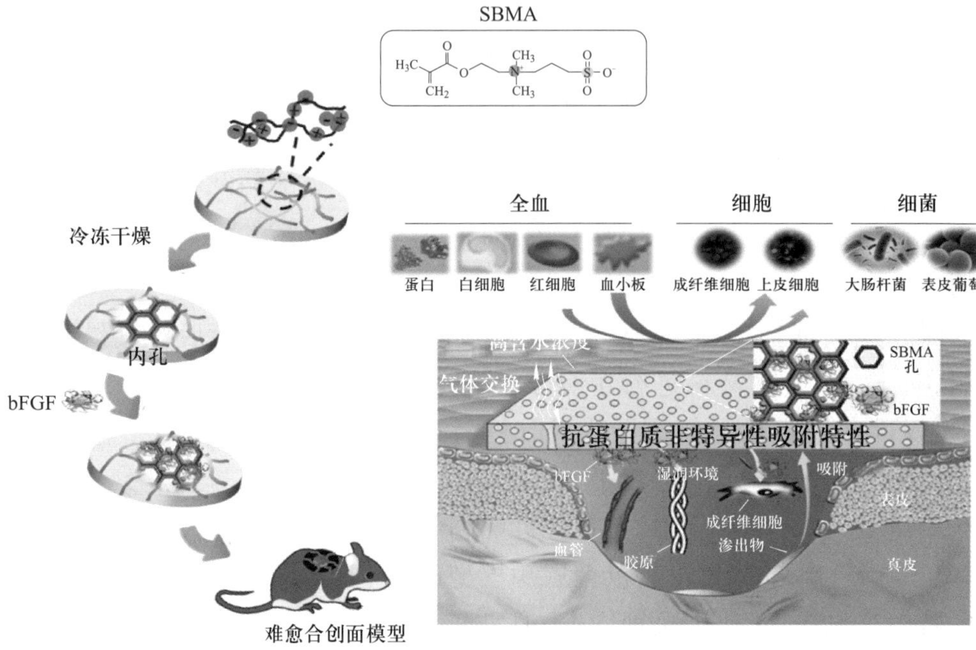

图 2　新型包载 bFGF 两性离子 SBMA 水凝胶的制备以及慢性难愈合创面模型的应用

bFGF，碱性成纤维细胞生长因子

参考文献

[1] Drinkwater SL, Burnand KG, Ding R, et al. Increased but ineffectual angiogenic drive in nonhealing venous leg ulcers. J Vas Surg,2003, 38: 1106-1112.

[2] Loots M. Fibroblasts derived from chronic diabetic ulcers differ in their response to stimulation with EGF, IGF-I, bFGF and PDGF-AB compared to controls. Eur J Cell Biol,2002, 81: 153-160.

[3] Stojadinovic O, Pastar I, Vukelic S, et al. Deregulation of keratinocyte differentiation and activation: a hallmark of venousulcers. J Cell Mol Med,2008,12: 2675-2690.

[4] Trengove NJ, Stacey MC, MacAuley S, et al. Analysis of the acute and chronic wound environments: the role of proteases and their inhibitors. Wound Repair Regen,1999,7:442-452.

[5] Martin P. Wound healing--aiming for perfect skin regeneration. Science,1997,276:75-81.

[6] Kannon GA, Garrett AB. Moist wound healing with occlusive dressings. A clinical review. Dermatol Surg,1995,21:583-590.

[7] Boateng JS, Matthews KH, Stevens HN, et al. Wound healing dressings and drug delivery systems: a review. J Pharm Sci,2008,97:2892-2923.

[8] Dong Y, Hassan WU, Kennedy R, et al. Performance of an in situ formed bioactive hydro-

gel dressing from a PEG-based hyperbranched multifunctional copolymer. Acta Biomater, 2014, 10:2076-2085.

[9] Moura LI, Dias AM, Leal EC, et al. Chitosan-based dressings loaded with neurotensin--an efficient strategy to improve early diabetic wound healing. Acta Biomater, 2014, 10: 843-857.

[10] Boucard N, Viton C, Agay D, et al. The use of physical hydrogels of chitosan for skinregeneration following third-degree burns. Biomaterials, 2007, 28:3478-3488.

[11] Kasák P, Kroneková Z, Krupa I, et al. Zwitterionic hydrogels crosslinked with novel zwitterionic crosslinkers: Synthesis and characterization. Polymer, 2011, 52:3011-3020.

[12] Wilson CJ, Clegg RE, Leavesley DI, et al. Mediation of biomaterial-cell interactions by adsorbed proteins: A review. Tissue Eng, 2005, 11:1-18.

[13] Chen S, Jiang S. An new avenue to nonfouling materials. Adv Mater, 2008, 20: 335-338.

[14] Hench L, Ratner B, Hoffman A, et al. Biomaterials Science: An Introduction to Materials in Medicine. San Diego: Academic Press, 1996:73.

[15] Chapman AP. PEGylated antibodies and antibody fragments for improved therapy: a review. Adv Drug Deliver Rev, 2002, 54:531-545.

[16] Wu J, Wang Z, Lin W, et al. Investigation of the interaction between poly (ethylene glycol) and protein molecules using low field nuclear magnetic resonance. Acta Biomater, 2013, 9:6414-6420.

[17] Wu J, Zhao C, Hu R, et al. Probing the weak interaction of proteins with neutral and zwitterionic antifouling polymers. Acta Biomater, 2014, 10:751-760.

[18] Jhong JF, Venault A, Liu L, et al. Introducing mixed-charge copolymers as wound dressing biomaterials. ACS Appl Mater Inter, 2014, 6:9858-9870.

[19] Hoffman AS. Hydrogels for biomedical applications. Adv Drug Deliver Rev, 2002, 54:3-12.

[20] Lee KY, Mooney DJ. Hydrogels for tissue engineering. Chem Rev, 2001, 101:1869-1880.

[21] Lin W, Zhang H, Wu J, et al. A novel zwitterionic copolymer with a short poly (methyl acrylic acid) block for improving both conjugation and separation efficiency of a protein without losing its bioactivity. J Mater Chem B, 2013, 1:2482-2488.

[22] Fonder MA, Lazarus GS, Cowan DA, et al. Treating the chronic wound: a practical approach to the care of nonhealing wounds and wound care dressings. J Am Acad Dermatol, 2008, 58:185-206.

[23] Behm B, Babilas P, Landthaler M, et al. Cytokines, chemokines and growth factors in wound healing. J Eur Acad Dermatol, 2012, 26:812-820.

[24] Goldman R. Growth factors and chronic wound healing: past, present, and future. Adv Skin Wound Care, 2004, 17:24-35.

[25] Tabata Y. Tissue regeneration based on growth factor release. Tissue Eng, 2003, 9:5-15.

[26] Detillieux KA, Sheikh F, Kardami E, et al. Biological activities of fibroblast growth factor

-2 in the adult myocardium. Cardiovasc Res,2003,57:8-19.

[27] Fu X, Shen Z, Chen Y, et al. Randomised placebo-controlled trial of use of topical recombinant bovine basic fibroblast growth factor for second-degree burns. Lancet, 1998, 352(9141):1661-1664.

[28] Shi HX, Lin C, Lin BB, et al. The anti-scar effects of basic fibroblast growth factor on the wound repair in vitro and in vivo. PLoS One,2013,8:e59966.

[29] Johnson NR, Wang Y. Controlled delivery of heparin-binding EGF-like growth factor yields fast and comprehensive wound healing. J Control Release,2013,166:124-129.

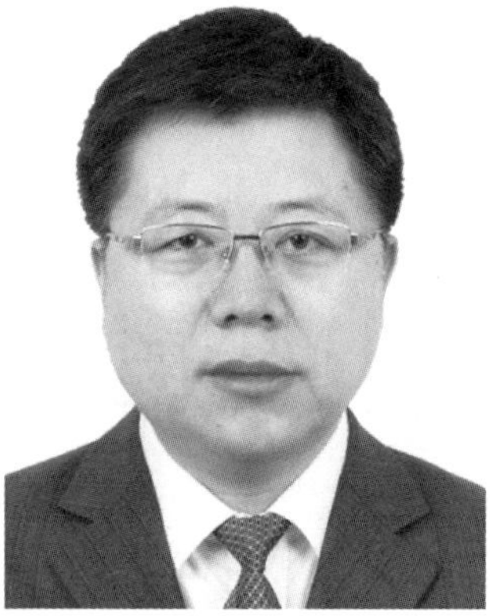

李校堃　教育部长江学者特聘教授,温州大学校长,温州大学生命科学研究院院长。兼任中华医学会创伤学分会创伤药物与转化应用委员会主任委员,中国生物工程学会转化医学专业委员会主任委员,中国医药生物技术协会副理事长,中国生物工程学会常务理事,中国医药质量管理协会副会长等。国家教学名师和卫生部有突出贡献中青年专家。

20余年来一直致力于以成纤维细胞生长因子(FGFs)为代表的生物药物的基础与应用研究。在国际上率先解决了FGF蛋白成药过程中的系列基因工程技术难题,研制出具有自主知识产权的三个国家生物制品一类新药和一个三类医疗器械,为治疗严重创伤和难愈性溃疡提供了具有主动修复功能的创新药物。

在FGFs组织修复和代谢调控研究方面,先后在*Cell Metab*、*Circulation*、*Mol Cell*等期刊发表SCI论文257篇;出版有关FGFs及生物药物专著7部;获得授权发明专利32项,转化6项。先后荣获国家科技进步奖一、二等奖,国家技术发明奖二等奖,中国产学研合作创新奖等奖项。

深度烧伤创面的精准修复

黄晓元

中南大学湘雅医院

精准医疗指的是针对每一个病人的具体病情，正确选择并精确应用适当的治疗方法，包含精准检测、精准诊断、精准治疗三个阶段。目前精准医疗更多是针对遗传性疾病，以及某些传染性疾病和肿瘤、心脑血管疾病等。本文对于深度烧伤创面（深Ⅱ度至Ⅲ度创面）实现精准修复谈谈本人在临床中的体会。

烧伤创面的处理贯穿烧伤治疗的始终，创面的再上皮化和真皮重建构成了创面修复的重要环节，而及时封闭创面可以防止感染、减少器官功能损伤、防止瘢痕过度增生、提高严重烧伤患者的救治成功率及生活质量[1]。深度烧伤的创面愈合后多遗留瘢痕，形成各种挛缩畸形，影响患者的功能及生活质量。因此深度烧伤的创面处理，一直是国内外烧伤外科学领域研究与治疗的重点和难点。

深度烧伤是指深Ⅱ度及以上的皮肤或皮下组织烧伤，为皮肤真皮深层的损伤。根据烧伤临床特点，目前烧伤深度早期诊断尚缺乏客观指标，只能凭肉眼观察所见创面表现与特征作出评判，这就不可避免存在误差，因此对烧伤的深度达到早期精准诊断存在一定的困难，如烧伤创面呈苍白或浅黄色，未出现典型的皮革样的焦痂及粗大栓塞的血管网，虽可诊断为Ⅲ度烧伤，但仍有诸如该种创面是否出现全层皮肤坏死、是否存在真皮深层组织出现变性样改变、这种变性样的真皮经手术保留再移植皮片是否能够存活等问题。深度烧伤创面另一特点是在同一区域内，存在每点不一的烧伤深度。按传统常规切痂的方法要求达到深筋膜，原因是手术层次清楚容易剥离，减少出血等，这就不可避免将未烧伤坏死的组织一起切除。针对上述创面问题，根据深度烧伤创面的特点，本人自 1998 年开始对上述的创面采用浅削痂或刮痂，将保留的深层真皮切取少许送病理切片。病理结果为玻璃样变性（图 1），并没有坏死[2]，特别是在手背部，为保留的变性真皮应用大张自体薄中厚皮片移植修复，术后皮片成活良好，临床获得满意的效果[3]。因此，临床虽然诊断为Ⅲ度烧伤，但皮肤并没有发生全层坏死，避免了采用传统切痂的方法要求达到深筋膜，切除皮肤全层及皮下脂肪，从而有利于移植皮片的成活。采用上述方法达到了创面精准修复的目的，避免了瘢痕挛缩畸形，获得良好的功能和外形（图 2）。

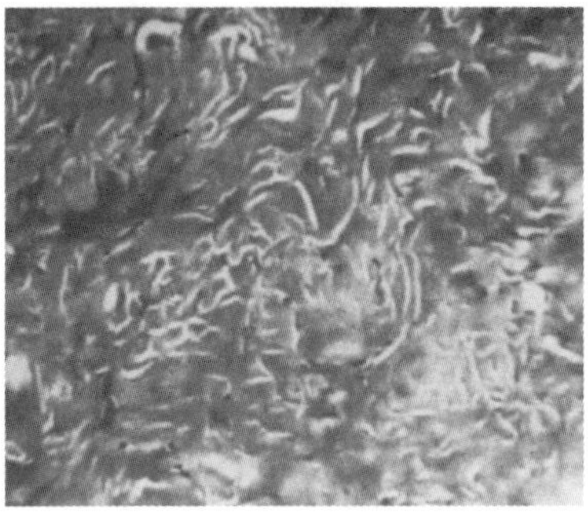

图 1　变性真皮病理检查为玻璃样变性

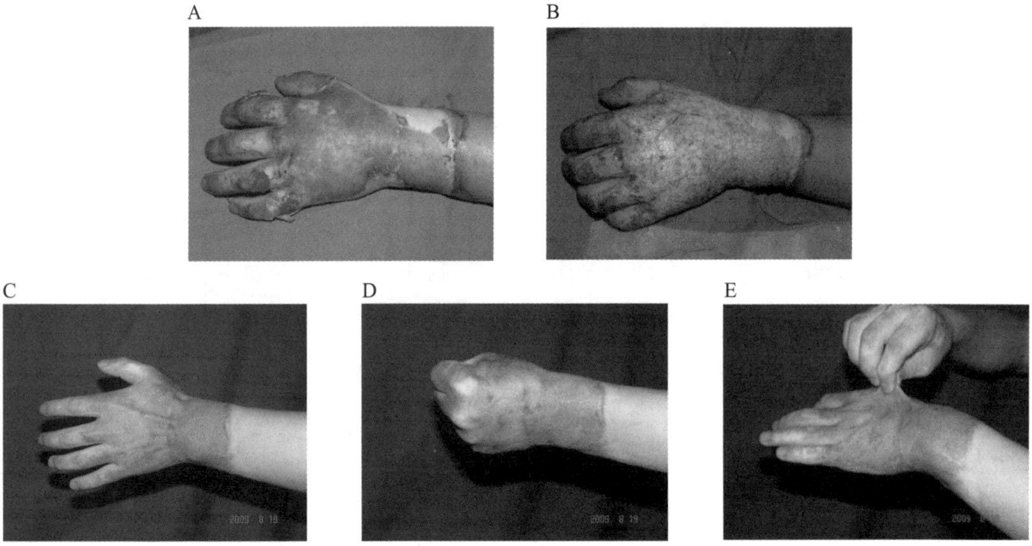

图 2　A,左手术前诊断Ⅲ度烧伤;B,浅削痂保留变性真皮;C—E,整张自体薄中厚皮片移植术后半年,手部功能、弹性、外形恢复满意

保留变性真皮手术宜在伤后 2~5 天进行,手术时应根据各部位创面深浅采用削痂、刮痂或削刮痂结合进行操作。浅削痂时,坏死组织应削除干净。正确判断坏死组织与变性真皮组织是手术成功的关键,肉眼观察浅黄色为坏死组织,白色为变性真皮;病理切片检查,前者表现为组织凝固性坏死,后者为玻璃样变性。对于保留较厚的变性真皮,行多个"#"字形切划开达真皮下,不损伤真皮下血管网,有利于血浆渗出,保证皮片营养有利于其成活。对已开始溶痂的烧伤创面则采用刮痂术(用滚轴刀片或手术刀片垂直于烧伤创面,轻轻用力,刀刃在创面表面反复刮除创面坏死组织)。刮痂后要求创面有血清样液体渗出或散在小出血点。根据创面部位、大小、形状,选用皮鼓、气动或电动取皮机、滚轴刀等取皮。

皮片切取的厚度以薄中厚皮片为宜,避免供皮区出现瘢痕增生,影响美观[2-4]。

通过 SD 大鼠背部制备深Ⅱ度烧伤创面,伤后 2~5 天行创面浅削痂以保留变性真皮,整张自体皮移植前取真皮组织送病理检查。于整张自体断层皮片移植后 7、9、14、21 天分别切取植皮区全层皮肤,在光镜及电镜下观察上述各时相皮肤组织细胞结构、形态学变化,VG 染色观察胶原纤维;检测植皮术后 9、14、21、60 天皮肤的生物力学变化。结果可以概括为两点。

(1) 光镜下变性真皮的病理学特点及变化:SD 大鼠变性真皮在病理学上表现为玻璃样变性;大鼠自体皮片移植术后 7 天,皮片与创面融合,光镜下可见真皮乳头层及网状层;表皮较薄但见柱状排列整齐的生发层细胞,有较多毛囊、皮脂腺。术后 9 天表皮较前增厚,见表皮的四层结构(角质层、透明层、颗粒层、生发层)且其表面有角化组织,真皮较前增厚见乳头层及网状层,毛囊、皮脂腺较前少。术后 14 天表皮的四层结构清晰可见,厚度、形态已接近正常,有明显的角化带,真皮乳头层及网状层较前增厚,毛囊、皮脂腺萎缩增多。术后 21 天移植部位皮肤厚度、结构、形态与正常组织相似,有萎缩毛囊,VG 染色胶原纤维从 7~21 天,纤维条索密度逐渐增大,纤维束增粗,最后几乎融合。

(2) 在 9~60 天鼠皮生物力学、抗拉强度、应变值渐增大,至 60 天时接近正常[5]。

变性真皮中的主要细胞构成是成纤维细胞和血管内皮细胞,采用热损伤(52℃,30 s)构建成纤维细胞热损伤变性模型,热变性 24 h 时成纤维细胞成活率明显减低,后逐渐恢复正常,电镜观察热损伤后成纤维细胞变圆钝,体积增大,表面有较多突起,胞浆中出现大量空泡样物质,线粒体和内质网明显肿胀,细胞的形态与功能明显改变(图 3)[6,7];同时发现,成纤维细胞在热变性后伴有 HSP90、PPARβ 以及核仁素的表达增加;进一步研究发现:HSP90 可以增加热变性成纤维细胞成活率[8];PPARβ 表达增加并活化后,成纤维细胞再经受热变性(52℃,

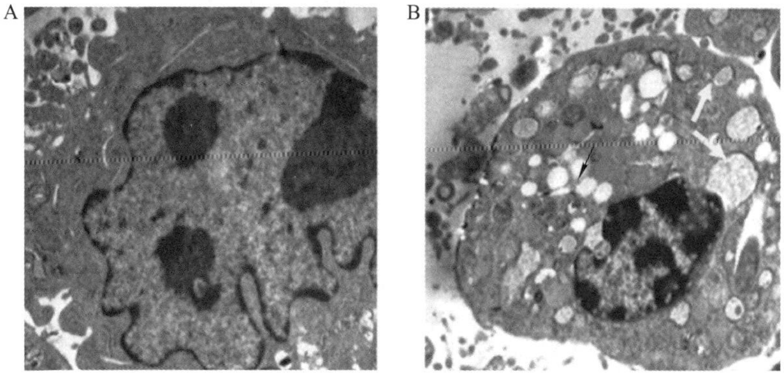

图 3 A,正常成纤维细胞的超微结构;B,热变性成纤维细胞的超微结构

30 s)后，细胞的超微结构无明显改变，细胞的凋亡率降低[7]；热变性成纤维细胞伴随核仁素增加的同时，热变性成纤维细胞增殖、迁移、趋化性以及刮痕愈合能力明显加强，而抑制核仁素表达时，热变性成纤维细胞的增殖、迁移能力以及趋化性、刮痕愈合明显被抑制，进一步研究发现核仁素可能促进 TGFβ 的表达而产生上述作用[9]。

变性真皮中另一种主要的构成细胞是血管内皮细胞，研究发现血管内皮细胞经热变性后细胞的 PPARβ 以及核仁素的表达增加，表达上调或活化的 PPARβ 可显著降低 H_2O_2 所致的血管内皮细胞凋亡，并增加热变性成纤维细胞的成活率，特异性阻断 PPARβ 表达后血管内皮细胞抗氧化损伤能力降低[10]。热变性血管内皮细胞伴随核仁素增加的同时，热变性血管内皮细胞增殖、迁移、刮痕愈合能力及血管形成能力明显增强，而抑制核仁素表达时，热变性血管内皮细胞的增殖、迁移、刮痕愈合能力及血管形成能力明显被抑制，进一步研究发现核仁素可能促进 VEGF 的表达而产生上述作用[11]。

微小 RNA(microRNA，miRNA)是一类非编码单链 RNA(含 21～23 个核苷酸)，在人体正常发育、生理变化、疾病发生发展中起着重要作用。通过基因芯片比较变性真皮和配对正常皮肤的 miRNA 表达变化发现：在变性真皮存在 66 个差异表达的 miRNA，其中 32 个明显上调、34 个明显下调(图 4)，通过生物信息学方法对差异表达的 miRNA 进行靶目标及富集通路预测，可见在创面修复中发挥重要作用的信号通路明显富集[12]。进一步研究发现 miR-125b 的表达在变性真皮及热变性血管内皮细胞中先出现表达下调，随着时间的延长，其表达量逐步

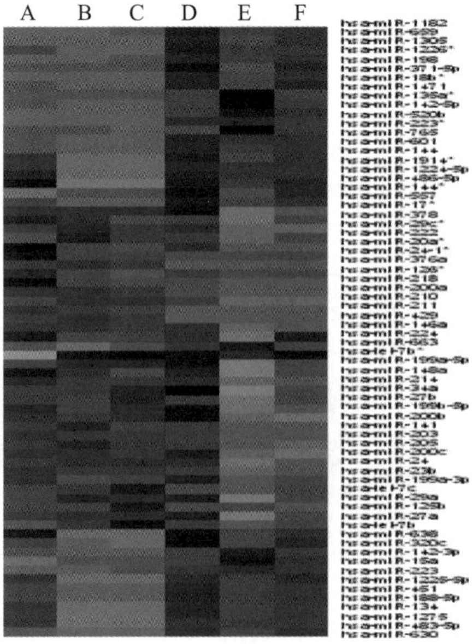

图 4 热变性真皮 miRNA 表达的聚类分析图.A—C，正常皮肤；D—F，变性真皮

增加，miR-125b 的这种变化通过改变 VEGF 的表达进一步影响血管内皮细胞的增殖、迁移和血管的形成[13]。而 miR-23b 的表达在变性真皮及热变性成纤维细胞中表达下调，低表达 miR-23b 通过增加 Smad3 的表达增加成纤维细胞的增殖和迁移，进而促使成纤维细胞恢复到正常状态[14]。miR-29a 在热变性真皮及热变性成纤维细胞中表达增加，miR-29a 可以负调控Ⅰ型胶原 α2 的表达，进而影响胶原的合成，同时，miR-29a 可以调控 VEGF-A 的表达影响血管的形成[15]。

上述研究表明：将自体皮片覆盖于变性真皮上用以修复深度烧伤创面，保留的变性真皮能够逐渐复苏，其结构、形态及生物力学接近正常。细胞水平和分子水平的研究也表明：热变性成纤维细胞与血管内皮细胞可以恢复到正常状态，其机制可能与细胞的保护分子 HSP90、PPARβ、核仁素以及 miRNA 有关。我们认为保留变性真皮在创面修复过程中可能有以下作用：① 保留变性真皮即保留了可逆性损伤真皮的三维构架，这层变性的真皮可能起着“生物模板”作用，对诱导成纤维细胞、内皮细胞长入并合成新生血管和胶原，使变性真皮复苏转化成“新生真皮”；② 保留变性真皮从而保留了完整的皮下组织及脂肪穹隆，使皮下至真皮乳头层全套血管系统免遭破坏，从而保证变性真皮充足的血供基础，有利于变性真皮的可逆性转化及移植皮片的成活；③ 尽可能多地保留了真皮组织，保证了术后真皮厚度，提高了创面愈合的质量。

创面修复的质量与痂下正常脂肪保留与否也存在一定的关系，如果烧伤较深，真皮与脂肪正常连接遭到破坏，残留痂下的正常脂肪组织是否保留呢？过去对于Ⅲ度烧伤切痂手术一般从深筋膜层一起切除。目的是手术层次清楚，分离较易，减少术中出血。这种做法是基于认为脂肪组织易液化，而且抗感染能力较差，易发生创面感染，皮片不易成活等观点。近年来在临床中发现切痂时保留正常的脂肪组织，植皮后创面的愈合质量及外形明显改善，关节功能活动及移植皮片的弹性加强，瘢痕挛缩的程度明显减轻。通过对脂肪组织的研究，证实脂肪细胞能分泌数十种参与创面修复的细胞因子和生长因子，从而能促进皮片存活和创面的修复，如 VEGF 和 IGF（胰岛素样生长因子）。VEGF 和 IGF 是促进血管内皮细胞增殖、迁移的重要因子。因此切削痂手术中尽量保留正常的脂肪组织，除非脂肪全层已烧伤坏死。在保留脂肪组织的同时，也保留了主要的浅静脉，有利于肢体远端的静脉回流，防止静脉回流不畅而致肢体水肿。特别是女性患者，肢体皮下脂肪较厚，如果全部切除，外形将受到严重影响。而且脂肪富有弹性，创面愈合后外形饱满，破溃的发生概率减少，创面愈合质量明显提高。

参考文献

[1] 黄晓元. 更进一步提高深度烧伤创面修复质量. 中华烧伤杂志，2009，25(1)：3-5.

[2] 黄晓元，杨兴华，雷少榕，等. 变性真皮与自体皮复合移植修复手部深度烧伤. 中华烧伤杂志，2001，17(1):60.

[3] 杨兴华，黄晓元，雷少榕，等. 保留变性真皮并移植大张自体皮修复手部深度烧伤的远期疗效观察. 中华烧伤杂志，2005，21(1):27-29.

[4] Wang J, Li D, Xia F, et al. Histological and biomechanical evaluation of the preserved degenerative dermis in rat autologous skin transplant models after a deep second degree burn. Scand J Lab Anim Sci, 2009, 36(2): 139-144.

[5] 刘英，黄晓元，杨兴华. 大鼠深Ⅱ度烧伤创面保留变性真皮并覆盖自体皮疗效观察. 中华烧伤杂志，2005，21(1):14-16.

[6] 李德全，黄晓元，杨兴华. 离体人皮肤成纤维细胞热损伤后转归的形态学观察. 中国组织工程研究与临床康复，2008，12(11):2056-2060.

[7] Zuo C, Liang P, Huang X. Role of PPARbeta in fibroblast response to heat injury. Indian J Biochem Biophys, 2012, 49(4): 219-227.

[8] 李德全，黄晓元，龙剑虹，等. HSP90在离体人真皮成纤维细胞热损伤中的保护作用. 第四军医大学学报，2008，29(4):292-294.

[9] Jiang B, Li Y, Liang P, et al. Nucleolin enhances the proliferation and migration of heat-denatured human dermal fibroblasts. Wound Repair Regen, 2015, 23(6): 807-818.

[10] Zhou B, Huang X, Liang P, et al. Heat stress-induced PPAR-β enhances HUVEC resistance to oxidant injury. Asian Biomedicine, 2013, 7(2): 169-184.

[11] Liang P, Jiang B, Lv C, et al. The expression and proangiogenic effect of nucleolin during the recovery of heat-denatured HUVECs. Biochim Biophys Acta, 2013, 1830(10): 4500-4512.

[12] Liang P, Lv C, Jiang B, et al. MicroRNA profiling in denatured dermis of deep burn patients. Burns, 2012, 38(4): 534-540.

[13] Zhou S, Zhang P, Liang P, et al. The expression of miR-125b regulates angiogenesis during the recovery of heat-denatured HUVECs. Burns, 2015, 41(4): 803-811.

[14] Zhang X, Yang J, Zhao J, et al. MicroRNA-23b Inhibits the proliferation and migration of heat-denatured fibroblasts by targeting Smad3. PLoS One, 2015, 10(7): e0131867.

[15] Zhou J, Zhang X, Liang P, et al. Protective role of microRNA-29a in denatured dermis and skin fibroblast cells after thermal injury. Biol Open, 2016, 5(3): 211-219.

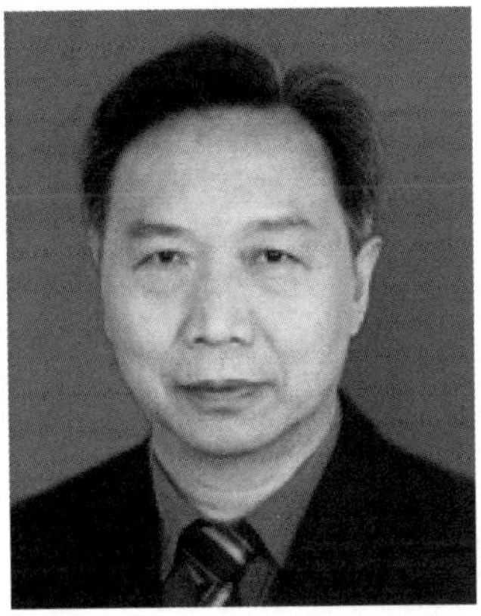

黄晓元 64岁，硕士，教授，一级主任医师，博士生导师，中南大学首届湘雅名医。现任中国整形美容协会整形与重建外科分会副会长，中国研究型医院学会烧创伤修复重建与康复专业委员会副主任委员，中国老年医学会烧创伤分会副主任委员，湖南省烧伤整形外科学会主任委员。《中华烧伤杂志》副主编。曾任(1994—2012年)湘雅医院烧伤整形外科主任，中华医学会烧伤分会第七、八届副主任委员，中华医学会整形外科分会第四、五、六届委员。于2000年以访问学者赴美国UTMB整形外科从事创面愈合研究。

从事烧伤整形临床工作40余年。主攻创面修复的临床研究，自1984年以来创建了系列毁损性创面早期修复新技术并推广应用。在皮瓣设计和手术方法上进行了多项改进与创新，特别是应用多种联合皮瓣、肌皮瓣修复严重广泛皮肤软组织缺损，使一些非常复杂的毁损性创面得到了良好修复，实现了功能和外观整体恢复。20世纪90年代末首创保留变性真皮与大张自体皮移植修复手部深度烧伤，较好地恢复了患者手部功能及外形。上述方法均已被编入教科书中。自1999年开始每年举办国家级继续教育项目(皮瓣移植学习班)，为国内培养了数百名有关皮瓣移植技术人才。

共主持国家自然科学基金课题4项，卫生部部属(管)医院临床重点研究项目1项，教育部博士点基金1项，湖南省自然科学基金2项。发表论文200余篇(SCI论文18篇)，主编、参编著作15部。获国家科技进步奖二等奖1项，湖南省科技进步奖二等奖1项、三等奖2项。2014年获中国烧伤医学终身成就奖。

精准医学理念对颅脑外伤诊疗模式的影响及展望

郭世文

西安交通大学第一附属医院神经外科

一、引言

颅脑外伤(traumatic brain injury)是神经外科的一类常见疾病,其发病率有逐年上升的趋势。随着新型诊疗设备、手术器械、治疗药物的不断问世,颅脑外伤的救治水平也在逐渐提高,创伤早期死亡率有了显著的下降,但是围绕颅脑外伤出现的相关并发症及后遗症,仍然严重威胁患者的生命健康,影响患者的生活质量。如何在现有技术条件下,最大限度地提升颅脑外伤的治疗效果,减少并发症的发生,修复神经功能障碍,改善患者预后,始终是广大神经外科医师及研究人员关注的焦点。而精准医学理念的提出,为实现这一目标提供了契机。

二、精准医学理念的内涵

精准医学(Precision Medicine)是以基因组学、蛋白质组学、生物信息技术、大数据科学及其他医学前沿技术的交叉应用为基础,通过对大样本人群与特定疾病类型进行分析,精确定位与疾病发生发展相关的治疗靶点,同时对特定疾病的不同临床阶段进行精确分类,从而实现疾病的精准化、个体化诊疗[1,2]。2015年1月,美国宣布正式启动"精准医学计划",并计划在2016年投入2.15亿美元,以便更好地了解疾病形成的机制,并希望以此引领医学新时代。美国的"精准医学计划"分短期目标与长期目标,前者主要是以癌症的个性化治疗为核心,后者则是为实现多种疾病的个性化治疗为目标。美国国家卫生研究院院长柯林斯指出,精准医学实质就是"个性化医疗"[2]。与以往医学理念相比,精准医学理念更强调根据患者个体特征制定有针对性的治疗方案,以期达到最佳的治疗效果。作为一种新的医学理念,其势必会对现有的医学模式造成影响,其在肿瘤如肺癌、白血病、乳腺癌等的治疗方面,已经显示出很好的针对性[3-5]。而精准医学理念对于现有的创伤医学诊疗模式,特别是神经外科颅脑外伤诊疗模式的影响,还有待广大神经外科医师及研究工作者共同探索。

三、精准医学理念对颅脑创伤诊疗模式的影响

精准医学理念的核心原则即“个性化医疗”,要求医师根据患者个体特征制定治疗方案。在精准医学理念下,这一原则应该贯穿颅脑外伤诊断及治疗工作的始终。

(一) 颅脑外伤评价体系的个体化

对于颅脑外伤患者的伤情应该做到精确评估,现行的格拉斯哥昏迷评分(GCS)、创伤计分法(TS)、修正创伤计分法(RTS)、损伤严重程度计分法(ISS)等依据患者的意识状况、生命体征及主要神经系统体征对颅脑外伤的严重程度进行分型,仅能做到大略分类,不能很好地满足精准医学理念的要求[6]。因此,在未来应该建立基于大数据分析的新型颅脑外伤评分体系,使之能够针对不同伤情的患者做到个体化精确评估,对指导进一步治疗及评估预后都有十分积极的意义。

(二) 诊疗流程的个体化

有别于现行的临床路径诊疗模式,在诊疗流程上,根据精准医学理念的要求,在强调基于大数据得出的“共性化”诊疗措施以外,还强调针对患者个体特征的“个性化”诊疗措施。在颅脑外伤的救治中,首先应基于大数据及生物信息技术不断完善个体化诊断信息,个体化诊断信息要求不仅能精准反映患者伤情,同时也为指导下一步个性化治疗方案的制定提供依据。接诊颅脑外伤患者后,根据伤情的个体化精准评估迅速作出初步诊断,启动相应的诊疗流程,在完善相关检查的过程中不断收集病情数据,实时汇总分析,形成能够全面具体反映患者伤情及各种合并症的个体化诊断结论,并结合大数据支持最终制定针对患者的个体化治疗方案。

(三) 治疗方案的个体化

目前,对于颅脑外伤患者治疗方案的制定主要是根据临床经验及循证医学的相关证据,而精准医学理念更强调个体化的治疗方案。对于需要手术的病人,术前精准的个体化评估应当不仅能够对手术方式的选择提供依据,同时也能够全面充分地评估手术风险并预测术后并发症的发生。因此,建立基于大数据分析与生物信息技术的个体化术前评估体系应成为精准医学理念下开展颅脑外伤手术治疗的基本要求。对于手术治疗本身,现有的术中神经导航、术中影像学检查(CT、磁共振)、手术显微镜等技术的应用在体现神经外科始终坚持的“微侵

袭”理念的同时，也为在精准医学理念下开展颅脑外伤手术治疗提供了良好硬件支持。在完善的个体化术前评估基础上，神经外科医师可以利用神经导航技术为患者设计个体化的手术入路，在术中根据实时影像学检查评估手术效果并调整手术进程。实现个体化的手术治疗，应做到既保证颅脑外伤手术效果，又将对颅脑外伤患者神经功能的损伤降到最低。

对于经个体化评估后可行保守治疗的患者，也应根据评估结果制定相应有针对性的治疗策略。现有的大多数治疗药物的适应证及用法用量等，都是为“一般患者”设计，“千篇一律”的用药方式导致治疗效果因人而异，同时也增加了相应副作用的出现概率。而精准医学理念要求根据患者个人特征，量体裁衣式地制定个体化治疗方案，在追求疗效最大化的同时，将副作用降至最低。如在降低颅内压的治疗中，根据精准医学理念的要求，可应用无创脑水肿监测技术实时监测颅内压波动情况，并结合大数据分析的结论，实时个体化调整相应脱水、利尿药物的用法及用量，既能保证颅内压的控制效果，又避免过度用药引起电解质紊乱等副作用。

（四）并发症防治的个体化

在并发症风险评估方面，现有的 SIRS 评分、APACHEII 评分不能完全满足精准医学理念的要求，因此，需要依据大样本的流行病学资料和循证医学数据，对现有评价体系加以改良。同时在辅助检查方面，筛选特异度和灵敏度较高的创伤并发症预警指标如 C-反应蛋白（CRP）、降钙素原（PCT）等，通过 logistic 回归分析等手段，建立能够客观反应颅脑外伤患者并发症发生的评估公式，为并发症发生的早期预警及评价提供个性化理论依据。

随着基因组学研究的不断深入，已发现与脓毒症、全身多脏器功能衰竭等创伤并发症有关的易感基因型[7]，使临床医师在基因水平对创伤并发症的发生、发展、转归有了更深层次的认识。这些研究成果对实现精准医学理念下颅脑外伤并发症的早期预警具有十分重要的意义。结合大数据分析及生物信息技术，临床医师可以针对具有创伤并发症“易感性”的颅脑外伤患者进行早期评估，并制定个体化的并发症预防及治疗策略，减少创伤并发症对颅脑外伤患者的影响，改善患者预后。

（五）颅脑外伤后神经损伤修复的个体化

颅脑外伤造成的神经功能障碍严重影响患者生活质量，因此，如何修复受损的神经元及神经纤维，从而改善患者预后，也是神经外科医师关注的焦点。目前，针对神经损伤修复的治疗大多处于动物研究阶段，主要的治疗策略可归纳为两种：促进自身神经发生及细胞移植[8]。根据精准医学理念的要求，在神经损伤修复治疗中，神经外科医师应当针对患者具体情况制定个体化的神经损伤修复策略。首先，根据分子生物学、基因组学及生物信息学的研究成果，明确每种治疗策略的具体适应证，确定每种促神经发生治疗药物适应的患者类型；对于细胞移植的治疗策略，需明确不同种类细胞移植适应的患者类型。针对特定患者，在根据患者特征选择合适的治疗策略后，还需进一步制定个体化的治疗方案，如给药方式，给药剂量，细胞移植的数量、部位、方式及移植的时机等。

此外，针对接受神经损伤修复治疗后的患者，应制定详细具体的个体化评估体系来评估患者神经功能恢复情况，指导进一步的康复治疗。

（六）后遗症治疗的个体化

针对颅脑外伤术后遗留颅骨缺损的患者，作为数字化技术集中体现的3D打印技术近年来发展迅速并逐渐成熟，为个体化的颅骨缺损修补提供了强有力的技术支持。3D打印又称快速成型技术，是一种以数字文件为基础，运用多种材料通过逐层堆叠累积的方式制造三维实体的先进技术[9]。通过3D打印技术可以根据患者颅骨缺损的精确形状制作出相应的修补假体，同时，基于材料学的研究成果还可选择组织相容性较好的材料作为打印原料，这样制作出的修补假体，不仅外形及生理曲度与缺损的颅骨保持高度一致，也能减少术后感染等并发症的发生，真正体现颅脑外伤术后颅骨缺损患者的精准化、个体化治疗。

针对后续需要进行康复治疗的患者，应联合神经外科医师、神经康复医师、营养师等相关专业医师，根据患者具体情况，结合相关领域研究的最新成果制定个体化的康复计划，从药物治疗、功能锻炼、饮食调理等各方面有针对性、计划性、阶段性地展开康复治疗，真正体现个体化康复的要求。

四、精准医学理念在颅脑外伤诊疗中的展望

美国的“精准医学计划”主要是针对肿瘤的防治这一主题。中、美两国国情不同，人群种族构成及疾病谱也不尽相同，对于我国来说，不能盲目照搬国外模式，要着重解决中国特色的重大疾病防控问题，借鉴精准医学的理念，形成具有中国特色的精准医学模式及规范，这样才能使这一先进理念更好地为社会主义现代化建设服务。在颅脑外伤的诊治中引入精准医学理念，其本质就是要突出“个体化治疗”这一核心思想。在颅脑外伤诊疗的各个环节体现个体化、精准化理念，这需要广大神经外科医师、科研工作者、相关专业医师共同努力。同时，应借鉴国外“精准医学计划”对医学研究的系统整合，在国家政策层面进行顶层设计、总体布局，将研究技术、研究资源系统整合，促进精准医学理念在颅脑外伤诊

疗中的发展。

（一）研究制定相关政策法规，从政策层面支撑精准医学计划的实施

在发展精准医学的同时，应当完善相关政策法规，在基因诊断、患者数据管理、隐私保护、新医疗新技术的准入及监管等方面逐步形成系统的法律法规体系，一方面为精准医学的发展提供法律及政策保障，另一方面也规范相关的研究行为，保障患者权益。

（二）注重临床大数据的收集与整理

我国人口众多，多样的疾病谱及大量的病员为基于临床大数据的各项研究提供了得天独厚的条件，但是，大多数临床医院并未将现有的临床资料转化为结构化、标准化的数据，难以成为精准医学研究的规范化数据资源。因此，应充分发掘我国在临床研究资源方面的潜力，有条件时建立全国统一的标准化临床数据管理体系，为精准医学研究提供临床数据资源。

（三）注重多学科交叉及转化医学发展

美国的"精准医学计划"结合了基因组学、蛋白组学、生物信息学等多学科领域，注重基础医学研究成果向临床应用的转化。我国作为科研大国，近年来在生物医学基础研究领域取得了很多举世瞩目的成就，但是，在多学科交叉及转化医学方面基本还处在起步阶段，如何让众多的基础研究成果更好地为临床服务，这不仅是精准医学的要求，更是今后医学发展的必然方向。因此，要重视多学科交叉及转化医学的发展，为相关研究提供必要的资金及政策支持，推动开展个性化精确化的疾病研究，为个性化治疗提供基础。

总之，精准医学理念体现了"个性化医疗"这一核心思想，在颅脑外伤患者救治中引入精准医学理念，势必将对提高救治率、减少并发症发生率及伤残率大有裨益，这些对提高颅脑外伤患者的生存质量具有十分重要的意义，也能推动我国颅脑外伤诊疗水平的飞跃式提升。

参考文献

[1] 赵晓宇，刁天喜，高云华，等. 美国"精准医学计划"解读与思考. 军事医学，2015，39(4)：241-244.

[2] Collins FS, Varmus H. A new initiative on precision medicine. N Engl J Med, 2015, 372(9):793-795.

[3] Hunger SP, Mullighan CG. Redefining ALL classification: toward detecting high-risk ALL

and implementing precision medicine. Blood, 2015,125(26):3988-3987.

[4] Politi K, Herbst RS. Lung cancer in the era of precision medicine. Clin Cancer Res, 2015, 21(10):2213-2220.

[5] Deluche E, Onesti E. Andre F. Precision medicine for metastatic breast cancer. Am Soc Clin Oncol Educ Book, 2015, e2-7.

[6] 胡宁利,江学成. 4种创伤评分法在颅脑外伤中的评估价值. 中国危重病急救医学, 2003, 15(4): 237-238.

[7] Zeng L, Zhang AQ, Gu W,et al. Identification of haplotype tag single nucleotide polymorphisms within the receptor for advanced glycation end products gene and their clinical relevance in patients with major trauma.Crit Care,2012,16(4): R131.

[8] 郭世文,梁晨. 神经修复在脑外伤治疗中的研究现状. 中华临床医师杂志, 2012, 6(2): 409-411.

[9] Ebert LC, Thali MJ, Ross S. Getting in touch-3D printing in forensic imaging. Forensic Sci Int, 2011, 211(3): e1-6.

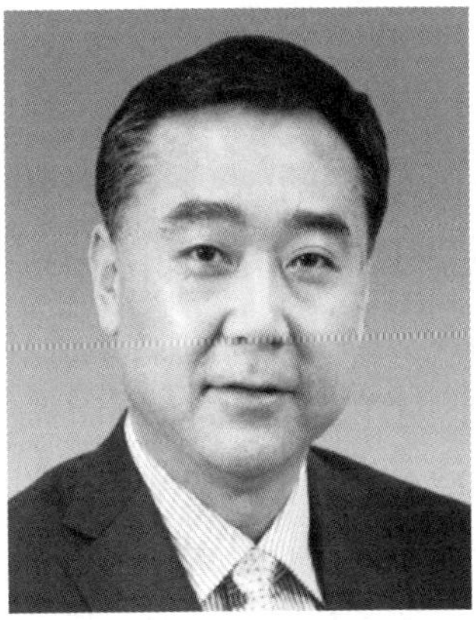

郭世文 1962年11月出生,医学博士,主任医师,教授,博士生导师,现任西安交通大学第一附属医院神经外科主任。兼任中华医学会创伤学分会委员,中国老年医学学会神经医学分会常委,中华神经外科学会神经肿瘤委员会委员,中国西部神经外科学术委员会委员,陕西省创伤学会副主任委员,陕西省医师学会创伤医师分会副主任委员,陕西省神经外科学会常委,陕西省医师学会神经外科医师分会常委,西安市神经外科专业委员会主任委员,陕西省康复医学会理事,陕西省抗癌协会神经肿瘤专业委员会副主任委员,《中国微侵袭神经外科杂志》《NRR》(SCI收录)、《西安交通大学学报》(医学版)等多种期刊编委和审稿专家,国家自然科学基金和教育部高等院校博士点基金评审专家。

1984年毕业于西安医科大学,毕业后一直从事神经外科基础和临床医疗、教学及科研工作,在脑肿瘤和颅脑外伤的诊断、治疗等方面进行了系列研究。主持国家自然科学基金项目2项,主持和参与陕西省科委科技攻关项目5项,陕西省卫生厅科研基金项目2项。参编规划性教材和专著5部。曾获陕西省人民政府科技进步奖、陕西省卫生厅科技成果奖及陕西高等学校科学技术奖等奖项。在国内外学术期刊发表论文100余篇,其中SCI期刊收录10余篇。

瘢痕疙瘩个体化治疗
——精准医疗与瘢痕疙瘩治疗的思考

刘 伟

上海交通大学医学院附属第九人民医院整形外科

瘢痕疙瘩是人类特有的皮肤疾病,可因皮肤轻微损伤所引起,也可在无损伤的情况下自发形成。目前的治疗手段涉及手术、冷冻、放疗和化疗等多种治疗模式,但治疗后的高复发率成为临床工作的重大挑战[1,2]。因此,阐明瘢痕疙瘩完整的发病机制将有助于临床治疗方法的发展和治愈率的提高。

与增生性瘢痕或普通瘢痕不同,瘢痕疙瘩具有持续生长、侵入正常皮肤和生长无自限性、手术后高复发率及对化疗与放疗具有一定耐药和抵抗等肿瘤特点,故被认为是“良性皮肤肿瘤”[3]。目前的基础与临床研究显示,瘢痕疙瘩的发病机制极其复杂,包括家族遗传、致癌基因激活和抑癌基因突变失活、多种生长因子表达及其信号通路异常,提示瘢痕疙瘩与肿瘤的发病机制具有一定的相似性,故也可以“借用”肿瘤研究策略用于瘢痕疙瘩的研究[4,5]。

肿瘤的发生与发展及对不同治疗手段的反应结果在不同个体患者之间具有很大的差异,故肿瘤的“个体化治疗”策略已被医学界广泛接受。与肿瘤相同,不同瘢痕疙瘩患者个体之间亦存在显著的差异,这些差异包括发病因素、症状与体征、发病年龄、发病机制和对治疗的敏感度及治疗后的复发率[6]。例如,某些患者具有明显的家族遗传史而大部分患者没有;瘢痕疙瘩的严重程度与家族遗传史无相关性;有些患者因皮肤损伤(外伤或手术)而诱发,其他则可自发形成。在疾病临床表现方面,不同个体之间也表现出巨大的差异。大部分患者表现为单个局灶性病损,而有些患者表型为多发性皮损,更有一定比例的患者表现为全身广泛性皮损病灶。在皮肤损伤程度方面,大部分患者表现为局部隆起病灶,而部分患者表现为菜花状外翻生长模式肿块。与肿瘤相似,外源性和内源性的环境因素也对瘢痕疙瘩的形成与发展起着重要的作用[7]。如位于高张力解剖部位皮肤创伤,手术、饮酒和进食辛辣食物以及患者瘢痕体质因素所包含的内分泌激素分泌异常、生长因子及炎症因子的过度分泌等均在其形成和发展的过程中起着重要的作用。瘢痕疙瘩的临床表现、发病机制乃至对治疗作用的敏感程度所表现出来的个体间的巨大差异提示个体化治疗策略可能是未来瘢痕疙瘩治疗策略的重要发展方向。

从瘢痕疙瘩发病机制而言,既有家族遗传的内源性因素,又有创伤等外源性因素,可以认为瘢痕疙瘩临床病理表现的个体差异是基于不同个体的内源性因素和外源性因素的组合所致。基因是传递生物遗传信息的物质,编码许多疾病的相关信息,故瘢痕疙瘩的起源和发展的模式可以总结为个体内因(疾病基因编码及表达水平)+外因(外界环境)相互作用的结果。事实上,这一模式早已成为肿瘤和代谢性疾病发生和发展的公认模式,而将个人基因、环境与生活习惯差异考虑在内的疾病预防与治疗成为医学发展的新模式——精准医疗(Precision Medicine)。

美国总统奥巴马于 2015 年 1 月在国情咨文演讲中启动了“精准医疗计划”,其计划的第一步是希望招募 100 万名志愿者进行基因组测序,为个体化治疗建立基本的基因数据库。而通过基因检测可以掌握疾病形成的内因,以便于通过调控外因来主动管理疾病的预防和治疗。例如,传统的恶性肿瘤治疗模式是基于手术、放疗和化疗三大手段,但仍然无法攻克肿瘤对治疗作用的耐受和高复发率。而最新发展的分子靶向治疗手段就是基于个体化基因测序为基础的肿瘤药物治疗模式,通过明确肿瘤驱动基因再实施靶向治疗可以起到事半功倍的效果。例如,有研究表明,非吸烟肺癌患者通常由单一基因驱动如 EGFR、ALK、ROS1 或新型 RET 融合基因,而吸烟者肺癌可受散在基因驱动或表观遗传改变如 BRAF、PTEN、KRAS 和 PIK3CA 等[8]。因此靶向药物治疗需要针对其特殊的驱动基因。

基因测序技术的发展经历了从第一代 Sanger 链终止法到最新的第四代高通量快速基因检测。例如,Illumina 公司 HiSeq X10 系统能够提供快速高通量全基因组的检测,包括外显子和内含子组测序,使得测序成本降至 1000 美元/例,从而使得这一技术应用于精准医疗。

高通量全基因组测序在瘢痕疙瘩的应用较少报道。在 Pubmed 上采用全基因组测序和瘢痕疙瘩主题词无法检索到相关的文献报道,而全基因组测序与癌症作为主题词则可检索到 1242 篇文献。国内文献仅有两篇瘢痕疙瘩全基因组测序报道,均采用了患者血细胞抽提的 DNA 进行测序。其中一篇报道了 4 代家系中的 5 个患者并发现了 2 个与瘢痕疙瘩相关的结构变异,故通过上调血管内皮生长因子(VEGF)及其受体(VEGFR)的表达和促进相邻的成纤维细胞分泌基质金属蛋白酶及尿激酶可能成为瘢痕疙瘩的机制之一[9]。而另一篇报道了一个家系 4 代 27 人中的 5 个患者,发现有 5 个基因拷贝数变异(CNV),包括生长因子受体结合蛋白 7(GRB7)、丝裂原激活蛋白激酶激酶激酶激酶 4(MAP4 K4)、丝裂原激活蛋白激酶激酶激酶 15(MAP3K15)、Kruppel 样转录因子 7(KLF7)和

NKx2-2，提示这些 CNV 所涉及的基因参与了细胞表皮形成与分化、细胞外分泌及细胞黏附等机制[10]。这些研究所显示结果代表了家族遗传的基因变异。

如前所述，近年来肿瘤的测序研究更加注重于肿瘤组织的体细胞基因突变，而非遗传性基因突变[10, 11]，因为肿瘤的形成可因病毒感染或环境因素导致局部组织内的基因突变，而并非必须基于遗传的基因突变而致病。同样，瘢痕疙瘩的形成也并非必须基于遗传的基因突变而致病，在我们长期的临床工作所观察到的数万例瘢痕疙瘩中，家族遗传性和疾病严重程度无关联。因此，有理由推测，在可能的易感基因和环境因素（如张力、慢性炎症刺激、局部高浓度生长因子等）的长期相互作用下，最终导致体细胞易感基因的突变而致病。如文献报道 p53 基因突变多从瘢痕疙瘩组织[11]及培养的细胞[12]所测得。Fas 基因突变也从瘢痕疙瘩组织被检测到[13]。因此，基于瘢痕疙瘩组织来源细胞的全基因组测序不仅更符合疾病的发病机制，也更有可能检测到相关基因突变。通过基因组测序也被用来预测与膀胱癌复发的相关性[14]，可以相信通过比较低复发率和高复发率瘢痕疙瘩的基因序列，也将有助于阐明基因与瘢痕疙瘩复发的相关性。

除了外部和局部环境因素导致的病变组织基因突变外，环境因素还可通过其他机制参与瘢痕疙瘩的病理改变和形成[15]。近年来的研究提示环境因素对基因的差异表达或激化与抑制可能在疾病形成中如肿瘤起着重要的作用，其主要的作用机制体现在表观遗传学方面的调控作用，包括基因甲基化、微小 RNA（miRNA），长链非编码 RNA（lncRNA）和 mRNA 表达谱（transcriptome）的差异表达的改变[16, 17]。因此，即便没有明显的基因突变，也可以从表观遗传学方面的差异来解释相关临床病理现象。Russell 等通过对培养的激素治疗耐受瘢痕疙瘩细胞与不耐受的瘢痕疙瘩细胞进行比较发现了表观遗传学的改变[18]，表明表观遗传调控的确在瘢痕疙瘩病理变化中起着作用。近年来新型技术的发展也使得 mRNA 测序、非编码 RNA 测序和全基因组甲基化测序成为可能[19]。

如前所述，瘢痕疙瘩患者通常具有典型的瘢痕体质，构成了瘢痕疙瘩内源性环境因素[20]。虽然具体的瘢痕体质的组成成分仍然有待于进一步的阐明，但已有的文献提示循环血液中和局部释放的致病因子可能构成了其重要的组织部分。这些异常表达的因子可能包括 TGF-β 和 PDGF[21, 22]、VEGF[23]、IGF[24]和异常表达的炎症因子如低表达的 IFN-α、INF-γ 和 TNF-β 以及高表达的 IL-6、INF-β 和 TNF-α[6, 25]。瘢痕疙瘩患者也可能具有过敏体质倾向并高表达 IgE[26]，血清 IgM 和 IgG 水平升高[27,28]，而 IgA 降低[29]。瘢痕疙瘩患者中也存在自身免疫倾向并可检测出抗核抗体[29]。若能明确瘢痕疙瘩患者血清中异常表达的共同标志物，则有望形成瘢痕疙瘩诊断的生物标志物，有助于瘢痕疙瘩的预防和治疗。

纵观以往有关瘢痕疙瘩机制的研究文献，由于受到当时技术手段的限制，所开展的研究多为“碎片化”的研究模式，其所获得的结果也通常为“盲人摸象”的模式。随着高通量人类全基因组测序技术、转录组学技术、表观遗传学研究及高通量的蛋白芯片的使用，将有可能从比较宏观的角度来审视较为完整的瘢痕疙瘩发病机制及其复杂的网络调控结构，从而寻找出与疾病严重程度及治疗预后相关的易感基因。同时通过高通量蛋白芯片的筛选研究寻找出外周血中瘢痕疙瘩高度相关的标志物，将有可能用于该疾病的诊断和预后的判断。

基于基因测序的个体化分子靶向治疗已经成为肿瘤治疗和改善预后的最新治疗手段。目前的靶点药物包括针对细胞癌变的关键环节如细胞信号通路、原癌基因和抑癌基因、细胞因子及受体和抗血管生成等靶点，并通过药物进行分子水平的逆转，从而达到抑制肿瘤细胞生长和使其完全消退的治疗模式[30]。如针对 EGFR 的靶向药物 Gefitinib（Iressa™）被广泛用于肺癌的治疗[31, 32]，而多靶点阻断药物 Sorafenib 可以阻断 TGF-β 和 VEGF 信号通路，被用于治疗晚期肾癌和肝癌转移灶[33, 34]。虽然大部分瘢痕疙瘩患者为局灶性单发皮损，但相当比例患者表现为多发性皮损病灶甚至全身广泛性皮损，这一现象的存在为开展瘢痕疙瘩靶向治疗提供了很好的理由。现有的文献报道已经提示了个别潜在的治疗靶点。例如 TGF-β 过表达和 Smad 分子过度磷酸化是瘢痕疙瘩的重要发病机制，阻断过度的 Smad 磷酸化将是一个理想的药物靶点。事实上，美国已经开展了 Sorafenib 治疗全身广泛性瘢痕疙瘩的临床试验，成为瘢痕疙瘩靶向治疗的首个临床试验。从这一层面而言，从基因到蛋白多水平的系统调查将有助于筛选出瘢痕疙瘩的重要药物治疗靶点。我们近来的一项靶向药物研究显示采用 Sorafenib 处理瘢痕疙瘩成纤维细胞可阻断 Smad、Erk 和 JNK 等分子介导的信号转导，从而抑制细胞增殖、迁移和病理基因表达等，而这些基因在瘢痕疙瘩中都呈现过表达现象[35]。

在未来瘢痕疙瘩治疗中，对瘢痕疙瘩患者组织和循环血液中细胞和蛋白因子等进行高通量检测，筛选出相关的敏感因子并进行验证，将有助于最终形成瘢痕疙瘩的常规检测手段。通过这些检测，明确可能存在的靶向药物治疗敏感靶点、耐药基因的差异表达及与复发相关基因的表达进而制定个体化的治疗方案，从而有效提高瘢痕疙瘩的治愈率和降低其复发率。

参考文献

[1] Kelly AP. Medical and surgical therapies for keloids. Dermatol Ther, 2004,17:212-218.

[2] Sclafani AP, Gordon L, Chadha M, et al. Prevention of earlobe keloid recurrence with postoperative corticosteroid injections versus radiation therapy: a randomized, prospective

study and review of the literature. Dermatol Surg, 1996,22:569-574.

[3] Vincent AS, Phan TT, Mukhopadhyay A, et al. Human skin keloid fibroblasts display bioenergetics of cancer cells. J Invest Dermatol, 2008,128:702-709.

[4] Al-Attar A, Mess S, Thomassen JM, et al. Keloid pathogenesis and treatment. Plast Reconstr Surg, 2006,117:286-300.

[5] Lim CP, Phan TT, Lim IJ, et al. Stat3 contributes to keloid pathogenesis via promoting collagen production, cell proliferation and migration. Oncogene, 2006,25:5416-5425.

[6] Shih B, Garside E, McGrouther DA, et al. Molecular dissection of abnormal wound healing processes resulting in keloid disease. Wound Repair Regen, 2010,18:139-153.

[7] Hochman B, Isoldi FC, Furtado F, et al. New approach to the understanding of keloid: psychoneuroimmune-endocrine aspects. Clin Cosmet Investig Dermatol, 2015,8:67-73.

[8] Gou LY, Niu FY, Wu YL, et al. Differences in driver genes between smoking-related and non-smoking-related lung cancer in the Chinese population. Cancer, 2015,121 Suppl 17: 3069-3079.

[9] 刘畅,滕国栋,陈敏亮,等.基于重测序技术对瘢痕疙瘩形成相关基因结构变异的初步探讨.中华整形外科杂志,2014,30:279-282.

[10] 刘畅,滕国栋,陈敏亮,等.基于全基因组重测序技术检测与瘢痕疙瘩相关基因拷贝数变异的初步研究.中华外科杂志,2014,52:446-449.

[11] Heitzer E, Seidl H, Bambach I, et al. Infrequent p53 gene mutation but UV gradient-like p53 protein positivity in keloids. Exp Dermatol, 2012,21:277-280.

[12] Liu W, Jiang YH, Li YL, et al. Experimental study on p53 gene mutation in keloid fibroblasts. Zhonghua Shaoshang Zazhi, 2004,20:85-87.

[13] Lu F, Gao J, Li X. The distrubution of cell cycle on fibrolasts derived from the pathlogical scars and analysis of Fas gene mutations in keloids using polymerse chain reaction-based single-strand conformation polymorphism. Chin Med J, 2000,80:709-712.

[14] Wu S, Yang Z, Ye R, et al. Novel variants in MLL confer to bladder cancer recurrence identified by whole-exome sequencing. Oncotarget, 2016,7:2629-2645.

[15] Halim AS, Emami A, Salahshourifar I, et al. Keloid scarring: understanding the genetic basis, advances, and prospects. Arch Plast Surg, 2012;39:184-189.

[16] Sharma S, Kelly TK, Jones PA. Epigenetics in cancer. Carcinogenesis, 2010,31:27-36.

[17] Malumbres M. miRNAs and cancer: an epigenetics view. Mol Aspects Med, 2013,34:863-874.

[18] Russell SB, Russell JD, Trupin KM, et al. Epigenetically altered wound healing in keloid fibroblasts. J Invest Dermatol, 2010, 130(10):2489-2496.

[19] Wang Z, Gerstein M, Snyder M. RNA-Seq: a revolutionary tool for transcriptomics. Nat Rev Genet, 2009,10:57-63.

[20] Qu M, Song N, Chai G, et al. Pathological niche environment transforms dermal stem

cells to keloid stem cells: A hypothesis of keloid formation and development. Med Hypotheses, 2013,81:807-812.

[21] Liu W, Wang DR, Cao YL. TGF-beta: a fibrotic factor in wound scarring and a potential target for anti-scarring gene therapy. Curr Gene Ther,2004,4:123-136.

[22] Haisa M, Okochi H, Grotendorst GR. Elevated levels of PDGF alpha receptors in keloid fibroblasts contribute to an enhanced response to PDGF. J Invest Dermatol, 1994,103:560-563.

[23] Kischer CW, Thies AC, Chvapil M. Perivascular myofibroblasts and microvascular occlusion in hypertrophic scars and keloids. Hum Pathol, 1982,13:819-824.

[24] Daian T, Ohtsuru A, Rogounovitch T, et al. Insulin-like growth factor-I enhances transforming growth factor-beta-induced extracellular matrixprotein production through the P38/activating transcription factor-2 signaling pathway in keloid fibroblasts. J Invest Dermatol, 2003,120:956-962.

[25] McCauley RL, Chopra V, Li YY, et al. Altered cytokine production in black patients with keloids. J Clin Immunol, 1992,12:300-308.

[26] Hajdarbegovic E, Bloem A, Balak D, et al. The Association between atopic disorders and Keloids: A Case-control Study. Indian J Dermatol, 2015,60:635.

[27] Bloch EF, Hall MG Jr., Denson MJ, et al. General immune reactivity in keloid patients. Plast Reconstr Surg, 1984,73:448-451.

[28] Cohen IK, McCoy BJ, Mohanakumar T, et al. Immunoglobulin, complement, and histocompatibility antigen studies in keloid patients. Plast Reconstr Surg, 1979,63:689-695.

[29] Janssen de Limpens AM, Cormane RH. Studies on the immunologic aspects of keloids and hypertrophic scars. Arch Dermatol Res, 1982,274,259-266.

[30] Wilhelm SM, Carter C, Tang L, et al. BAY 43-9006 exhibits broad spectrum oral antitumor activity and targets the RAF/MEK/ERK pathway and receptor tyrosine kinases involved in tumor progression and angiogenesis. Cancer Res, 2004,64:7099-7109.

[31] Zhou BO, Nie J, Yang W, et al. Effect of hydrothorax EGFR gene mutation and EGFR-TKI targeted therapy on advanced non-small cell lung cancer patients. Oncol Lett, 2016, 11:1413-1417.

[32] Maemondo M, Inoue A, Kobayashi K, et al. Gefitinib or chemotherapy for non-small-cell lung cancer with mutated EGFR. N Engl J Med, 2010,362:2380-2388.

[33] Escudier B, Eisen T, Stadler WM, et al. Sorafenib in advanced clear-cell renal-cell carcinoma. N Engl J Med, 2007,356:125-134.

[34] Llovet JM, Ricci S, Mazzaferro V, et al. Sorafenib in advanced hepatocellular carcinoma. N Engl J Med, 2008,359:378-390.

[35] Wang W, Qu M, Xu L, et al. Sorafenib exerts an anti-keloid activity by antagonizing TGF-β/Smad and MAPK/ERK signaling pathways. J Mol Med (Berl), 2016[Epub ahead of print]

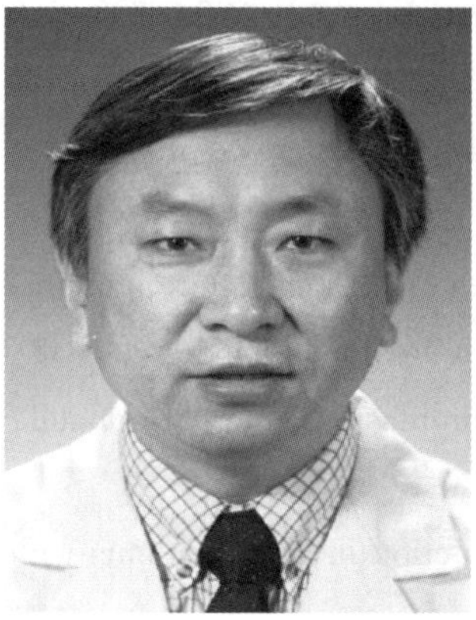

刘伟 博士,上海交通大学医学院附属第九人民医院教授,上海市整形外科研究所副所长。兼任《中华整形外科杂志》《中华实用美容整形外科杂志》《上海交通大学学报》(医学版)编委,中国生物医学工程学会组织工程分会副主任委员,中国生物材料学会常委,中国生物材料学会组织再生材料学会候任主委,中国解剖学会再生医学分会副主任委员,中华医学会组织修复与再生学会常委,国际组织工程与再生医学学会亚太分会常委,美国整形外科研究协会亚洲联络官(2007—2011),*Tissue Engineering and Regenerative Medicine*、*Biomaterials* 编委,*Tissue Engineering* 特刊编辑, International Union of Societies of Biomaterials Science and Engineering 成员(IUSBSE)。

1983 年毕业于上海第二医学院医学系获医学学士,同年进入上海第九人民医院整复外科工作。1986—1989 年就读上海第二医科大学整复外科研究生并获医学硕士学位。1990—1993 年任上海第九人民医院整复外科主治医师。1993 年赴美国阿肯色州立医科大学攻读免疫病理博士学位,1998 年毕业获理学博士学位。1998—2000 年在美国纽约大学整形外科研究所从事创伤愈合博士后研究。2000 年回国开展组织工程和整形外科基础、创伤愈合和瘢痕等研究工作。

临床工作主要从事瘢痕及瘢痕疙瘩的治疗,包括化学疗法、手术和激光。目前担任国家瘢痕学术组织(瘢痕俱乐部)科学委员会成员,并在其学术年会和其他瘢痕国际研讨会做特邀演讲。承担了国家"973"和"863"计划组织工程、国家自然科学基金、上海市科委和教委重点基金等科研项目。获得奖励近 10 项,包括国家科学技术发明奖二等奖、上海市科学技术进步奖一等奖等。发表 SCI 论文 40 余篇,副主编国内专著 3 本,参编国外专著 2 本。近年来应邀在国内外各种国际会议做特邀演讲 10 余次。

光促进创面愈合及精准治疗的应用相关探索

程 飚

广州军区广州总医院整形外科

一、引言

创面是因局部的创伤或者病变使得皮肤不完整而形成的损伤。创面形成初期,创面内不同的信号通路就已经激活,便进入创面愈合的生理步骤。这个过程一般分为四个不同的时期:出血期、炎症期、增殖期以及重塑期[1]。不同的时期具有各种不同的影响因素。而光疗在四个时期的介入都因影响这些愈合因素而改变创面愈合的进程。本文主要对光疗在各个时期对创面主要效应细胞(多种修复细胞)的生物学作用展开讨论,进一步探索在临床应用中是否可以使得光疗更加的精准,通过在不同时相点上采取特异性干预措施,使得积极性效果更加明显。

首先,简单回顾一下光疗的历史。在 20 世纪 60 年代,匈牙利医生 Endre Mester 在观察激光对小鼠的作用时无意中发现激光可以促进小鼠毛发增长。这是第一次关于光疗的报道。随后,美国国家航空航天局发明了 LED 光源,这种光源也能很明显地促进创面愈合。随后关于光疗的其他应用逐渐增多,比如治疗疼痛[2]、韧带损伤[3]、糖尿病肾病[4]、创面愈合[5]、骨骼以及肌肉损伤[6,7]、口腔创伤[8]、牙齿松动[9]、糖尿病溃疡[10],甚至帕金森病[11]。这些治疗措施都取决于光的波长以及能量大小。虽然光疗在上述这些应用方面有积极的效果,但是具体的机制还不清楚。目前比较认可的理论是线粒体中的细胞色素将光照能量吸收后转化成生物能,影响细胞基因表达,最终影响细胞增殖或者移行等多种生物学行为。体外实验中发现光照可以促进细胞色素 C 的活性,以及胶原和 ATP 的生成,也可以影响生长因子的分泌和细胞膜上受体通道的开放[12]。通过这些机制光疗可以促进细胞的增殖及移行,包括成纤维细胞[13,14]、中性粒细胞[15]以及人角质形成细胞[16]。当然,激光治疗和 LED 光疗作用效果基本一致[17,18]。

体内实验也显示出光疗积极的生物学作用[19,20]。特别是对于浅表组织更有效果[21],比如口腔溃疡[22]、2 型糖尿病[23]、Ⅱ度烧伤[24]甚至Ⅲ度烧伤[25]。也有学者质疑光疗的作用,认为任何能量及波长都不能影响细胞的增殖及移行的变化[26]。但是绝大多数报道都认为光疗是具有积极效果的[27]。

光疗的有效性已基本得到认可,但是具体机制探讨少见报道,多数报道仅仅局限于现象的描述。目前认为光疗的效果分两步进行。首先,光对细胞的刺激引起细胞感受器反应,其中的感受器可能是线粒体的细胞色素,也可能是细胞膜上的感受器受体。感受短暂的光刺激信号后,可能会进入数小时或者数天的功能性改变期。最后影响细胞的移行、增殖和凋亡,还包括基质分泌、血管生成等其他的生物学效应。以下根据创面愈合的不同时期进一步讨论光对创面愈合的影响。

二、出血期

创面形成初期数分钟后,血小板凝集形成血块,同时血小板的激活产生了大量的生长因子和细胞因子。这些因子影响和调节其他血小板的功能,也对中性粒细胞、内皮细胞以及其他细胞产生作用,并参与创面愈合过程。最近有报道称 LED 光或者激光可以导致血小板的凝集与激活[28-30]。铒激光照射可以提高创面中 PDGF 表达水平,这可能是激光促进创面愈合的重要分子机制[31]。同时,cGMP 水平也在照射后明显升高[32]。光疗还可以促使血小板收缩力度下降[33]。当然激光对血小板的影响不仅仅局限于出血期,因为这些因素在整个创面愈合过程中都一直发挥着重要的作用,所以目前越来越多的学者开展光疗联合自体富血小板血浆(PRP)对创面愈合影响的研究。临床上也逐渐在应用 PRP 和激光的联合治疗方案[34]。

三、炎症期

中性粒细胞作为炎症期比较重要的细胞之一,在创面形成约 1 小时后,便开始活跃,并于 48 小时内开始向损伤区域移行。TGF-β 以及白介素(IL)在中性粒细胞移行中起到趋化作用[35]。一般认为光疗可以降低炎性因子的产生和应激水平[36];同时减少炎性细胞的数量[37];也可以增加中性粒细胞的生物学活性[38]。其中降低炎性因子的表达机制可能是下调 IL-1β 和 IL-6[39,40],下调 TNF-α 和 IL-1β 抑制 ICAM-1 表达[41],或通过 NF-κB 路径[42]。临床上光疗可以降低急性肺损伤的炎性反应[43]。中性粒细胞产生活性氧族(ROS),ROS 在创面愈合中可以起到杀菌的作用。光疗在吸烟人群的创面炎性反应中起关键作用[15]。在细胞水平上,激光治疗可以修饰炎性反应[44,45]。总之,光疗可以通过作用于中性粒细胞降低炎性反应。巨噬细胞在创伤 48~72 小时后经过各种趋化因子诱导形成集聚高峰，同时自身也参与分泌和产生各种细胞因子[35]。660 nm 和 780 nm 波长激光可以激活巨噬细胞炎性反应[46]。低水平激光照射可以降低巨噬细胞和中性粒细胞 IL-1β、IL-6 的水平[40]。其中内生性 ROS 和 NF-κB 信号通路可能发挥重要作用[47]。在糖尿病创面中，激光可以通过 TNF-α 和 MMP-1 激活巨噬细胞[48]。一氧化氮（NO）在巨噬细胞移行中也发挥重要作用[49]。具体分子机制还需要进一步探讨，炎性反应犹如一把双刃剑，适度才能发挥最大的积极效应。所以临床应用上如何更加精准地利用光疗达到最佳反应是值得深入探讨的。

四、增殖期

紧随炎性反应之后，愈合的增殖期也逐渐开始，当然二者之间没有严格的分界，两个时期是互相交叉重叠的。增殖期主要包含血管生成、胶原重构、再上皮化以及创面收缩。

（一）血管生成

在血小板释放 TGF-β、PDGF、FGF 等生长因子后，血管生成就已经开始了，创面形成初期，局部微环境是缺氧环境，缺氧导致 VEGF 的升高，而 VEGF 是血管生成重要的生长因子。金属基质蛋白酶（MMP）在 VEGF 作用下参与创面基质重塑以及创面血管生成。光疗在慢性缺血缺氧的组织中可以促进血管形成[50]。具体分子机制有多种报道，在口腔创面中光疗可以增加 IL-1β 和 TNF-α 的表达[51]。530 nm 和 700 nm 波长的 LED 光以及 790 nm 和 660 nm 的激光都被证明可以有效增加血管生成[52,53]。可能通过 VEGF、HIF-1α 和 MMP-2 的作用调节血管的形成[54]。630 nm 波长的 LED 光可以明显增加皮瓣内血管的数量[55]。635 nm 波长的激光下调细胞内 ROS 水平，通过 ERK/MAPK 信号通路抑制VEGFR-1 的表达，并加强 VEGF 表达，从而促进血管形成[56]。适度能量以及合适波长的选择对创面血管形成是十分重要的，在临床应用中，在准确的时间应用最佳的光疗能量和波长是十分重要的。

（二）成纤维细胞增殖及移行

创面形成后大量生长因子分泌（如 TGF-β 和 PDGF）促进成纤维细胞增殖以及移行，而成纤维细胞分泌的细胞外基质为下一步表皮细胞移行铺平道路。有报道称，410 nm 和 420 nm 的蓝光对成纤维细胞具有毒性效果，可以降低细胞增殖[57,58]。然而不同的试验方法及处理方式结果往往不相同，有报道称，低水平的激光照射可以上调 IL-6 和 bFGF [59]。对成纤维细胞增殖具有积极效果[60]。体外实验中激光和 LED 光都被证明对成纤维细胞增殖具有积极效果[61]。而动物试验中 LED 光和激光都可以明显促进成纤维细胞的增殖[18]。应用 5 J/cm^2能量的激光处理可以使成纤维细胞移行及增殖加快[62]。15 J/cm^2能量明显增加线粒体活性，产生更多的 ATP；线粒体内各种酶活性增强，尤其是细胞色素 C[63]。糖尿病创面中光疗对成纤维细胞作用明显，这有利于糖尿病创面的愈合[13]。在 632 nm 波长、5 J/cm^2能量下是有积极的治疗意义的，但是在 16 J/cm^2能量下是不利的[14]。在 632.8 或者 830 nm 波长下光疗明显促进成纤维细胞的移行及增殖，但是在 1064 nm 波长下却得到相反的结果[13]。其他报道中也有类似结论，在 21 J/cm^2 能量下有抑制作用[64]，但在 5 J/cm^2能量下却是积极作用[14]。所以，光疗是高度依赖波长以及能量的选择，不同时期选择不同的处理方式才能更加准确地改善创面的愈合。

（三）再上皮化

肉芽组织形成后，角质形成细胞也逐渐开始移行和增殖，完成再上皮化过程。角质形成细胞通过创面下细胞外基质形成新的屏障，再上皮化过程中，上皮细胞的上皮间质转化在角质细胞移行中发挥重要作用。630±20 nm 波长 LED 光疗可以加快再上皮化过程[19]。激光治疗也有同样的效果[65]。关于上述作用的分子机制，各研究报道不一。LED 光疗可以通过 mTOR 调节细胞移行以及增殖[66]。780 nm 激光 0.5，1.5，3，5，和 7 J/cm^2 的能量通过 I 型胶原和 VEGF[16]，可以加快角质形成细胞的代谢。LED 光照还可以提高 NO 的表达，NO 通过 cGMP-PKG 信号通路影响细胞移行[67]。角质形成细胞经过光疗后，IL-8、VEGF 和 I 型胶原表达都提高[68]。而这些因子都和角质细胞移行、增殖密切相关。低剂量的光照可以促进 HaCaT 细胞的增殖[69]。在 1.5 J/cm^2能量下，角质形成细胞 IL-1α 和 IL-8 生成增多，促进细胞的增殖以及移行[70]。光疗影响细胞增殖的信号通路中，FGF9 和 FGF-WNT/β-catenin 信号通路也可能发挥重要作用[71]。再上皮化的完成意味着皮肤屏障重建的第一步完成，所以治疗创面愈合过程中，再上皮化无疑是至关重要的。在更准确的时间里、用更合适的波长及能量改善再上皮化微环境，使得愈合速度增快，是光疗在创面应用中必然要探索的方向。

五、重塑期

重塑期在创面愈合后可能一直会延续至 2 年。在此期间，I 型胶原逐步取代Ⅲ型胶原，Ⅲ型胶原对角质细胞和其他创面愈合过程中细胞的移行是十分重要的；而后期创面已经封闭，多数细胞也完成了移行的过程，Ⅲ型胶原便慢慢被降解。而整个重塑期,就是处于胶原再生和降解的一种更替平衡中。这种平衡对于创面修复的成熟至关重要。在此期间,应用 880 nm 波长、2.4 和 4 J/cm^2 能量的激光可以减少瘢痕组织中成纤维细胞的数量,当然也可以减少正常愈合组织内成纤维细胞的数量[72]。而用高能量的 180 J/cm^2 He-Ne 激光反复照射也能明显抑制瘢痕组织内成纤维细胞的增殖,激光可能会导致细胞停顿在 G_0/G_1 期,或者加速成纤维细胞的凋亡[73]。同时,在重塑期间,高能量的激光治疗也可能导致肿瘤的形成[74]。而 60 J/cm^2 能量却可以促进瘢痕组织的成熟[75]。LED 光(635 nm)可以通过 TRPC1 受体抑制成纤维细胞转化成肌成纤维细胞[76]。所以,不同的能量在不同的创面愈合时期发挥的作用完全不同,对成纤维细胞最后的生物学调整也不尽相同。临床应用中在重塑期光疗的波长和能量选择也决定了治疗结局。

六、展望

很多研究都发现,不同的光照波长和能量决定了光疗的生物学效果,甚至也有人提出不同参数之间替换治疗可能带来更好的治疗效果[77]。但是在创面愈合中更精准地应用光疗促进创面愈合还鲜有报道。创面愈合中,不同的细胞有各自独特的光学吸收特性。所以特异的光照应用在创面愈合中也是必然趋势[78]。多数积极效应的光疗能量从 0.5 到 30 J/cm^2 不等,平均能量约为 5 J/cm^2。综合已经发表的文章来看,在 30 J/cm^2 以下、平均为 5 J/cm^2 的能量可以称为低能量照射。当然这个标准没有明确规定,只是一个综合式的参考值。在重塑期高能量往往还能抑制瘢痕组织的增生[73]。所以,在创面愈合过程不同的时期,对应不同的细胞类型,应该更加精准地应用最适合的治疗方法。不同的细胞对于光疗的反应不尽相同,同时不同波长和能量的光疗的生物学效应也截然不同。所以,创面愈合中光疗的应用更需要精准化治疗的概念,使得光疗在创面愈合各期都能发挥最大效果,每个相对单独的愈合时期都缩短的话,整个创面愈合过程无疑是加速的。当然,具体的分子机制仍然是将来光疗在创面愈合中重要的研究方向。目前,很少报道能完全解释清楚细胞是如何将光照刺激或者光能量有效转化为生物能的。未来的研究方向可能从机体如何感知光照刺激以及刺激后机体如何应对的分子机制两个方面展开。光疗在创面愈合中的应用目前也逐步得到推广,希望更多的研究可以让光疗真正照亮创面愈合前进的道路。

参考文献

[1] Harper D, Young A. The physiology of wound healing. Surgery (Oxford), 2014, 32: 445-450.

[2] Liebert AD, Chow RT, Bicknell BT, Varigos E. Neuroprotective Effects Against POCD by Photobiomodulation: Evidence from Assembly/Disassembly of the Cytoskeleton. J Exper Neurosci, 2016,10:1-19.

[3] Shaughnessy T, Kantarci A, Kau CH, et al. Intraoral photobiomodulation-induced orthodontic tooth alignment: a preliminary study. BMC Oral Health,2016,16:3.

[4] Geneva II. Photobiomodulation for the treatment of retinal diseases: a review. Int J Ophthal, 2016,9:145-152.

[5] Kuffler DP. Photobiomodulation in promoting wound healing: a review. Regen Med, 2016, 11:107-122.

[6] Magri AM, Fernandes KR, Assis L, et al. Photobiomodulation and bone healing in diabetic rats: evaluation of bone response using a tibial defect experimental model. Lasers Med Sci, 2015,30:1949-1957.

[7] Leal-Junior EC. Photobiomodulation therapy in skeletal muscle: from exercise performance to muscular dystrophies. Photomed Laser Surg, 2015,33:53-54.

[8] Khan I, Arany P. Biophysical Approaches for Oral Wound Healing: Emphasis on Photobiomodulation. Adv Wound Care, 2015,4:724-737.

[9] Ekizer A, Uysal T, Guray E, et al. Effect of LED-mediated-photobiomodulation therapy on orthodontic tooth movement and root resorption in rats. Lasers Med Sci, 2015,30:779-785.

[10] Houreld NN. Healing of diabetic ulcers using photobiomodulation. Photomed Laser Surg, 2015,33:237-239.

[11] Santana-Blank L, Rodriguez-Santana E, Santana-Rodriguez KE, et al. "Quantum Leap" in photobiomodulation therapy ushers in a new generation of light-based treatments for cancer and other complex diseases: perspective and mini-review. Photomed Laser Surg, 2016,34:93-101.

[12] Abrahamse H. Stimulation of cellular proliferation and migration: is it a viable measure of photobiomodulation? Photomed Laser Surg, 2015,33:347-348.

[13] Houreld N, Abrahamse H. Low-intensity laser irradiation stimulates wound healing in diabetic wounded fibroblast cells (WS1). Diab Tech Ther, 2010,12:971-978.

[14] Houreld N, Abrahamse H. Irradiation with a 632.8 nm helium-neon laser with 5 J/cm2 stimulates proliferation and expression of interleukin - 6 in diabetic wounded fibroblast cells. Diab Tech Ther, 2007,9:451-459.

[15] Fujimaki Y, Shimoyama T, Liu Q, et al. Low-level laser irradiation attenuates production of reactive oxygen species by human neutrophils. J Clin Laser Med Surg, 2003,21:165-170.

[16] Basso FG, Oliveira CF, Kurachi C, et al. Biostimulatory effect of low-level laser therapy on keratinocytes in vitro. Lasers Med Sci,2013,28:367-374.

[17] Spitler R, Berns MW. Comparison of laser and diode sources for acceleration of in vitro

wound healing by low-level light therapy. J Biomed Opt, 2014,19:38001.

[18] Oliveira Sampaio SC, de C Monteiro J S, Cangussu MC, et al. Effect of laser and LED phototherapies on the healing of cutaneous wound on healthy and iron-deficient Wistar rats and their impact on fibroblastic activity during wound healing. Lasers Med Sci, 2013, 28: 799-806.

[19] Paraguassu GM, da Guarda MG, Xavier FC, et al. Effects of LED phototherapy on relative wound contraction and reepithelialization during tissue repair in hypothyroid rats: morphometric and histological study. Lasers Med Sci, 2014,29:773-779.

[20] Santos NRS, de M Sobrinho JB, Almeida PF, et al. Influence of the combination of infrared and red laser light on the healing of cutaneous wounds infected by Staphylococcus aureus. Photomed Laser Surg, 2011,29:177-182.

[21] Mathewson I. Did human hairlessness allow natural photobiomodulation 2 million years ago and enable photobiomodulation therapy today? This can explain the rapid expansion of our genus's brain. Med Hypoth, 2015,84:421-428.

[22] de Carvalho FB, Andrade AS, Rasquin LC, et al. Effect of laser (lambda 660 nm) and LED (lambda 630 nm) photobiomodulation on formocresol-induced oral ulcers: a clinical and histological study on rodents. Lasers Med Sci, 2015, 30:389-396.

[23] Byrnes KR, Barna L, Chenault VM, et al. Photobiomodulation improves cutaneous wound healing in an animal model of type II diabetes. Photomed Laser Surg, 2004, 22:281-290.

[24] Oliveira PC, Meireles GC, dos Santos NR, et al. The use of light photobiomodulation on the treatment of second-degree burns: a histological study of a rodent model. Photomed Laser Surg, 2008, 26:289-299.

[25] Meireles GC, Santos JN, Chagas PO, et al. Effectiveness of laser photobiomodulation at 660 or 780 nanometers on the repair of third-degree burns in diabetic rats. Photomed Laser Surg, 2008, 26:47-54.

[26] Pogrel MA, Chen JW, Zhang K. Effects of low-energy gallium-aluminum-arsenide laser irradiation on cultured fibroblasts and keratinocytes. Lasers Surg Med, 1997, 20:426-432.

[27] Pandeshwar P, Roa MD, Das R, et al. Photobiomodulation in oral medicine: a review. J Investig Clin Dent, 2016,7:114-126.

[28] Brill AG, Brill GE, Kirichuk VF, et al. Effect of He-Ne laser irradiation on platelet activation and aggregation. Biulleten' eksperimental'noi biologii i meditsiny, 1999, 128:48-50.

[29] Chang PC, Wang CY, Sheng-Chueh T. Combination of LED light and platelet-derived growth factor to accelerate dentoalveolar osteogenesis. J Clin Periodont, 2014, 41:999-1006.

[30] Nagata MJ, de Campos N, Messora MR, et al. Platelet-rich plasma, low-level laser therapy, or their combination promotes periodontal regeneration in fenestration defects: a pre-

liminary in vivo study. J Periodont, 2014,85:770-778.

[31] Kesler G, Shvero DK, Tov YS, et al. Platelet derived growth factor secretion and bone healing after Er:YAG laser bone irradiation. J Oral Implan, 2011,37 Spec No:195-204.

[32] Brill AG, Shenkman B, Brill GE,et al. Blood irradiation by He-Ne laser induces a decrease in platelet responses to physiological agonists and an increase in platelet cyclic GMP. Platelets 2000,11:87-93.

[33] Topaz O, Minisi AJ, Bernardo NL,et al. Alterations of platelet aggregation kinetics with ultraviolet laser emission: the "stunned platelet" phenomenon. Thromb Hemost,2001,86: 1087-1093.

[34] Shin MK, Lee JH, Lee SJ, et al. Platelet-rich plasma combined with fractional laser therapy for skin rejuvenation. Dermatol Surg: Off Publ Am Soc Dermatol Surg,2012,38:623-630.

[35] Broughton G, 2nd, Janis JE, Attinger CE. The basic science of wound healing. Plast Reconstr Surg,2006,117:12S-34S.

[36] Bartos A, Grondin Y, Bortoni ME, et al. Pre-conditioning with near infrared photobiomodulation reduces inflammatory cytokines and markers of oxidative stress in cochlear hair cells. J Biophot, 2016,14:372-373.

[37] Hsieh YL, Cheng YJ, Huang FC, et al. The fluence effects of low-level laser therapy on inflammation, fibroblast-like synoviocytes, and synovial apoptosis in rats with adjuvant-induced arthritis. Photomed Laser Surg, 2014,32:669-677.

[38] Burger E, Mendes AC, Bani GM, et al. Low-level laser therapy to the mouse femur enhances the fungicidal response of neutrophils against Paracoccidioides brasiliensis. PLoS Negl Trop Dis,2015,9:e0003541.

[39] dos Santos SA, Alves AC, Leal-Junior EC, et al. Comparative analysis of two low-level laser doses on the expression of inflammatory mediators and on neutrophils and macrophages in acute joint inflammation. Lasers Med Sci, 2014,29:1051-1058.

[40] Alves AC, Vieira R, Leal-Junior E, et al. Effect of low-level laser therapy on the expression of inflammatory mediators and on neutrophils and macrophages in acute joint inflammation. Arth Res Ther,2013,15:R116.

[41] Mafra de Lima F, Villaverde AB, Salgado MA,et al. Low intensity laser therapy (LILT) in vivo acts on the neutrophils recruitment and chemokines/cytokines levels in a model of acute pulmonary inflammation induced by aerosol of lipopolysaccharide from Escherichia coli in rat. J Photochem Photobiol B, Biol, 2010,101:271-278.

[42] Aimbire F, Santos FV, Albertini R, et al, Pacheco-Soares C. Low-level laser therapy decreases levels of lung neutrophils anti-apoptotic factors by a NF-kappaB dependent mechanism. Inter Immunopharma, 2008,8:603-605.

[43] Mafra de Lima F, Naves KT, Machado AH, et al, Aimbire F. Lung inflammation and en-

dothelial cell damage are decreased after treatment with phototherapy (PhT) in a model of acute lung injury induced by Escherichia coli lipopolysaccharide in the rat. Cell Biol Inter, 2009,33:1212-1221.

[44] Cardoso Bezerra SJ, Fioranelli Vieira G, Eduardo Cde P, et al. Laser Phototherapy (660 nm) Can Be Beneficial for Reducing Gingival Inflammation in Prosthodontics. Case Reports Dent, 2015,2015:132656.

[45] Qadri T, Bohdanecka P, Tuner J, et al. The importance of coherence length in laser phototherapy of gingival inflammation: a pilot study. Lasers Med Sci, 2007,22:245-251.

[46] Souza NH, Ferrari RA, Silva DF, et al. Effect of low-level laser therapy on the modulation of the mitochondrial activity of macrophages. Brazil J Phys Ther, 2014,18:308-314.

[47] de Lima FM, Villaverde AB, Albertini R, et al. Low-level laser therapy associated to N-acetylcysteine lowers macrophage inflammatory protein-2 (MIP-2) mRNA expression and generation of intracellular reactive oxygen species in alveolar macrophages. Photomed Laser Surg, 2010,28:763-771.

[48] Sousa LR, Cavalcanti BN, Marques MM. Effect of laser phototherapy on the release of TNF-alpha and MMP-1 by endodontic sealer-stimulated macrophages. Photomed Laser Surg, 2009,27:37-42.

[49] Zhou J, Dehne N, Brune B. Nitric oxide causes macrophage migration via the HIF-1-stimulated small GTPases Cdc42 and Rac1. Free Rad Biol Med, 2009,47:741-749.

[50] Dungel P, Hartinger J, Chaudary S, et al. Low level light therapy by LED of different wavelength induces angiogenesis and improves ischemic wound healing. Lasers Surg Med, 2014,46:773-780.

[51] Wagner VP, Curra M, Webber LP, et al. Photobiomodulation regulates cytokine release and new blood vessel formation during oral wound healing in rats. Lasers Med Sci, 2016:1-7.

[52] de Sousa AP, Paraguassu GM, Silveira NT, et al. Laser and LED phototherapies on angiogenesis. Lasers Med Sci, 2013,28:981-987.

[53] Corazza AV, Jorge J, Kurachi C, et al. Photobiomodulation on the angiogenesis of skin wounds in rats using different light sources. Photomed Laser Surg, 2007,25:102-106.

[54] Cury V, Moretti AI, Assis L, et al. Low level laser therapy increases angiogenesis in a model of ischemic skin flap in rats mediated by VEGF, HIF-1alpha and MMP-2. J Photochem Photobiol B, Biol, 2013,125:164-170.

[55] Nishioka MA, Pinfildi CE, Sheliga TR, et al. LED (660 nm) and laser (670 nm) use on skin flap viability: angiogenesis and mast cells on transition line. Lasers Med Sci, 2012, 27:1045-1050.

[56] Lim WB, Kim JS, Ko YJ, et al. Effects of 635nm light-emitting diode irradiation on angiogenesis in CoCl(2)-exposed HUVECs. Lasers Surg Med, 2011,43:344-352.

[57] Oplander C, Hidding S, Werners FB, et al. Effects of blue light irradiation on human dermal fibroblasts. J Photochem Photobiol B, Biol, 2011,103:118-125.

[58] Taoufik K, Mavrogonatou E, Eliades T, et al. Effect of blue light on the proliferation of human gingival fibroblasts. Dental Mater: Off Publ Acad Dental Mater, 2008,24:895-900.

[59] Esmaeelinejad M, Bayat M. Effect of low-level laser therapy on the release of interleukin-6 and basic fibroblast growth factor from cultured human skin fibroblasts in normal and high glucose mediums. J Cosm Laser ther: Off Publ Eur Soc Laser Dermat, 2013,15:310-317.

[60] Santos NR, dos Santos JN, Sobrinho JB, et al. Effects of laser photobiomodulation on cutaneous wounds treated with mitomycin C: a histomorphometric and histological study in a rodent model. Photomed Laser Surg, 2010,28:81-90.

[61] Vinck EM, Cagnie BJ, Cornelissen MJ, et al. Increased fibroblast proliferation induced by light emitting diode and low power laser irradiation. Lasers Med Sci, 2003,18:95-99.

[62] Zungu IL, Mbene AB, Hawkins Evans DH, et al. Phototherapy promotes cell migration in the presence of hydroxyurea. Lasers Med Sci, 2009,24:144-150.

[63] Houreld NN, Masha RT, Abrahamse H. Low-intensity laser irradiation at 660 nm stimulates cytochrome c oxidase in stressed fibroblast cells. Lasers Surg Med, 2012,44:429-434.

[64] Frigo L, Favero GM, Lima HJ, et al. Low-level laser irradiation (InGaAlP-660 nm) increases fibroblast cell proliferation and reduces cell death in a dose-dependent manner. Photomed Laser Surg, 2010,28 Suppl 1:S151-156.

[65] Sperandio FF, Simoes A, Correa L, et al. Low-level laser irradiation promotes the proliferation and maturation of keratinocytes during epithelial wound repair. J Biophot, 2014:9999.

[66] Pellicioli AC, Martins MD, Dillenburg CS, et al. Laser phototherapy accelerates oral keratinocyte migration through the modulation of the mammalian target of rapamycin signaling pathway. J Biomed Opt, 2014,19:028002.

[67] Zhan R, Yang S, He W, et al. Nitric oxide enhances keratinocyte cell migration by regulating Rho GTPase via cGMP-PKG signalling. PloS One, 2015,10:e0121551.

[68] Lee JY, Kim IR, Park BS, et al. Effect of low-level laser therapy on oral keratinocytes exposed to bisphosphonate. Lasers Med Sci, 2015,30:635-643.

[69] Velikanov AN, Gostev FE, Suprunenko EA, et al. Stimulation of hacat keratinocytes and rats mesenchymal stromal cells proliferation by femtosecond laser pulses. Tsitologiia, 2015,57:572-577.

[70] Yu HS, Chang KL, Yu CL, et al. Low-energy helium-neon laser irradiation stimulates interleukin-1 alpha and interleukin-8 release from cultured human keratinocytes. J Invest

Dermatol,1996,107:593-596.

[71] Zheng Z, Kang HY, Lee S, et al. Up-regulation of fibroblast growth factor (FGF) 9 expression and FGF-WNT/beta-catenin signaling in laser-induced wound healing. Wound Rep Regen: Off Publ Wound Heal Soc Eur Tissue Rep Soc, 2014,22:660-665.

[72] Webb C, Dyson M. The effect of 880 nm low level laser energy on human fibroblast cell numbers: a possible role in hypertrophic wound healing. J Photochem Photobiol B, Biol, 2003,70:39-44.

[73] Shu B, Wu Z, Hao L, et al. Experimental study on He-Ne laser irradiation to inhibit scar fibroblast growth in culture. Zhonghua Chuangshang Zazhi,2002,5:246-249.

[74] Grunewald S, Bodendorf M, Illes M, et al. In vivo wound healing and dermal matrix remodelling in response to fractional CO(2) laser intervention: clinicopathological correlation in non-facial skin. Inter J Hyperth: Off J Eur Soc Hyperth Oncol, North Am Hyperth Group, 2011,27:811-818.

[75] Goncalves RV, Sarandy MM, da Matta SL, et al. Comparative study of the effects of laser photobiomodulation and extract of Brassica oleracea on skin wounds in wistar rats: A histomorphometric study. Pathol Res Prac, 2013,209:648-653.

[76] Sassoli C, Chellini F, Squecco R, et al. Low intensity 635 nm diode laser irradiation inhibits fibroblast-myofibroblast transition reducing TRPC1 channel expression/activity: New perspectives for tissue fibrosis treatment. Lasers Surg Med, 2016,48:318-332.

[77] Fernandes KP, Souza NH, Mesquita-Ferrari RA, et al. Photobiomodulation with 660-nm and 780-nm laser on activated J774 macrophage-like cells: Effect on M1 inflammatory markers. J Photochem Photobiol B, Biol, 2015,153:344-351.

[78] Barolet D. Light-emitting diodes (LEDs) in dermatology. Sem Cutan Med Surg, 2008,27:227-238.

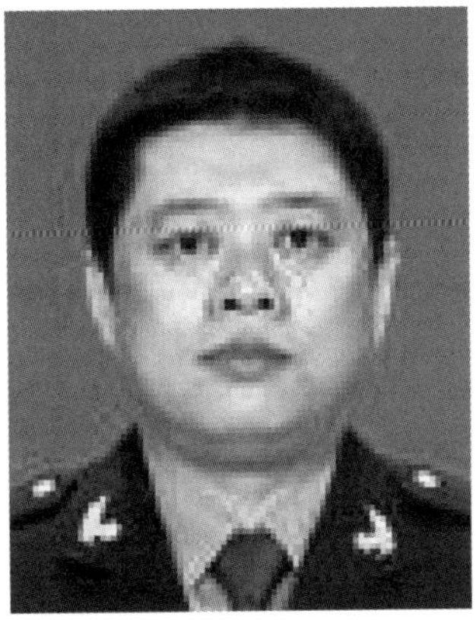

程飚 主任医师,教授,博士生导师,现任全军激光整形中心、解放军广州军区广州总医院整形外科副主任、全军创伤救治与再生重点实验室副主任。同时受聘于第二、三、四军医大学,南方医科大学等国内6所医科大学担任客座教授及博士研究生导师。

兼任中国医师协会创伤医师分会副会长,中国老年医学学会烧创伤分会副会长,中华医学会组织修复与再生分会常务委员,中华创伤学会组织修复与再生学组委员,全军战创伤专业委员会常务委员,广东省生物医学工程学会之干细胞与再生医学专业委员会副主任委员，广东省整形美容协会第一届理事会理事，广东省医学会医学美学与美容学分会常务委员，广州军区烧伤专业委员会副主任委员，*Dermatologic Surgery*、*International Journal of Dermatology*、《中华创伤杂志》《中华实验外科杂志》等期刊的特约审稿人，以及《中国美容医学》《中华烧伤杂志》《中国修复重建外科杂志》等杂志编委。

1990年毕业于西安第四军医大学临床医学系，毕业后留校，在第四军医大学第二附属医院整形外科工作，并先后获得整形外科硕士及博士学位，2000年到解放军总医院做博士后工作。2009—2010年，在美国耶鲁大学医学院整形外科做访问学者。

长期从事创伤和创伤后的组织修复与再生研究工作，主要领域涉及生长因子、周围神经与组织修复、干细胞生物学以及皮肤神经免疫内分泌的调控。获得并主持国家自然科学基金面上项目5项，各级课题资助15项。主编《中华战创伤学——战创伤修复、再生与康复》，副主编及参编《激光美容外科图谱》《皮肤与美容激光外科》《整形外科——微创美容分册》《现代高新技术与创伤修复》《分子创伤学》《组织工程学》《现代烧伤病理学》和《再生医学——原理与实践》等专著10余部，在 *Stem Cell Development* 及其他国内外期刊发表论文100余篇。作为主要完成人获国家科技进步奖二等奖1项。2009年被评为“首届军队高层次科技创新人才工程培养对象”。连续4年享受“军队优秀专业技术人才岗位津贴”。荣立三等功1次。培养博士、硕士研究生20余人。

论战创伤心脏呼吸骤停精准心肺复苏模式

王立祥

武警总医院急救医学中心

一、引言

战争中由创伤导致的心脏骤停(cardiac arrest,CA)发生率高,直接针对战创伤心脏呼吸骤停进行心肺复苏(cardiopulmonary resuscitation,CPR)是提高战创伤心脏呼吸骤停复苏成功率的重要保证。笔者结合几十年平、战时从事临床心肺复苏的实践,依据不同战创伤心脏呼吸骤停的特点,归结精准心肺复苏方法如下。

二、精准心肺复苏抢救程序

从20世纪60年代《国际标准CPR指南》建立,开始应用ABC抢救程序[A-airway(气道)、B-breath(呼吸)、C-circulation(循环)]到2010年CAB抢救程序沿用至今[1],就每一个心肺复苏个体而言,从形式到内容均可能有不同。如果拘泥于ABC或CAB模式,对一部分伤者而言,将失去心肺复苏机会。心肺复苏的抢救程序可以是ABC、CAB甚至ACB等多种模式。若要使心肺复苏步骤个体化乃至精准化,需要把握好以下三个方面。

(一)救助对象的状况

由于CA的病因学不同,推荐采取的心肺复苏程序亦有所不同。例如有的伤者是由心室颤动引发原发性CA,有的则是由于窒息而导致的继发性CA。对于前者而言,CA时其体内动脉血氧含量丰富,可首先采用胸外按压(CAB程序);后者多因呼吸停止导致体内动脉血严重缺氧继发CA,故应先进行口对口人工呼吸步骤,以帮助提高患者动脉血中的血氧含量(ABC程序)[2]。

(二)救助人员的能力

鉴于军队各类专业和非专业救助人员的技能水准不同,现场一人救助与多人救助的状况差异,在操作程序上要有相应改变。如非专业救护人员在实施CPR时,不再被教授如何评估患者的脉搏和循环症状;对于在院外不具备人工呼吸能力或是因惧怕传染,不愿进行口对口人工呼吸的大众[3],可以不受 ABC 程序框架所限,立即开始不间断的胸外按压步骤。即使战场救护条件允许,也不必一味等待专业人员进行气管插管。美国得克萨斯大学急救医学专家 Pepe 也强调,学习 CPR 的方法后,在遇到心脏停搏的患者时,不要被口对口人工呼吸的步骤误导,因为胸外按压才是最重要的[4]。

(三)救助环境的设施

战场环境恶劣,发生心脏骤停时多为心室颤动。如果能在伤员倒下的第一个5 min 之内完成除颤,其复苏是最成功的。随着自动体外心脏除颤器的问世,使得救助者能够非常便捷地对心室颤动患者率先实施紧急除颤,这种将除颤居 CPR 程序之首位的复苏步骤,能够达到及时转复心律、恢复循环的目的。尤其对于由心脏因素造成的心搏骤停患者更是如此。但鉴于我军战场的实情,亦应鼓励第一目击者和急救人员在无除颤器和自动体外除颤仪(Automatic External Defibrillator,AED)配置的状况下,率先实施心前区叩击这一除颤步骤[5,6]。

三、精准心肺复苏抢救方法

现代心肺复苏方法始于 20 世纪 50—60 年代,并随着经验的积累及新技术的应用而逐步发展完善。临床上 CPR 的基本方法及辅助方法确有很多,军医在战场实际应用时,需要结合心搏骤停患者当时的自身及周围情况,选择合适的个体化复苏方法,方可获得最佳的精准复苏效果。

(一)适“时”施法

根据心搏骤停患者在抢救过程中不同时段表现出的病理生理机制的不同,应适“时”地选用现代复苏法。在战场救助时对于预测可能发生心搏骤停的伤者,应不失时机地采取前瞻性干预性的预防猝死的综合措施。例如战场常见的挤压综合征的伤员,因身体受压超过一定时限,当挤压被解除后,其间出现的缺血-再灌注损伤、高钾低钠电解质紊乱、代谢性酸中毒、血液高凝状态、肌红蛋白血症等,可引起全身各脏器损伤,而以心搏骤停为其中最严重的并发症[7]。对于此类伤者,应该遵从其病理生理机制的不同时段,在解除压迫部位以前,就应适时采取短暂阻断回流以预防血栓脱落、重视液体复苏保证重要脏器灌注,维持酸碱电解质平衡等举措以此防范心脏猝死的发生。如 5·12 汶川地震救援时,一位双下肢被埋压在废墟中的伤者,在其被解压后的瞬间出现心搏呼吸骤停,故应时时重视战场心脏性猝死的防范。从某种意义上来说,这种超前的干预是军队卫勤因“时”而异实施心肺复苏的重要组成部分。

（二）因“地”施法

根据患者发生心搏骤停时的场所，顺势因地制宜地选用现代复苏方法。战场环境复杂多变，有无建筑起火、车辆起火、爆炸、浓烟、有毒气体或者敌人的接近等都是施救时应综合考虑的问题。可否在不伤害伤员的情况下移动和转运伤员，就是要根据战争环境的不同需求，选择因地制宜优化的心肺复苏方案。例如在战争中的爆炸现场，对可能困在废墟中狭窄空间内的心脏呼吸骤停的伤员展开救援行动，在仅可容纳一人进入的有限空间而需要实施紧急 CPR 救治时，救援者就应打破以往常规胸外按压时立于伤者右侧或左侧并行的横向站立位置，而应采取立于伤者头侧的竖向站立姿势进行胸外按压 CPR。因地制宜，借以弥补狭窄空间不利于进行复苏的窘境[8]。因地制宜地实施 CPR 技术，可为伤者的进一步转运和高级生命支持争取宝贵时间。自动式除颤背心、感应式复苏腹带、反搏式加压短裤的开发与应用，也为战争中因地制宜的实施 CPR 赋予了新的内涵。

（三）依“器”施法

应根据战场配备救援装置情况的不同，选用独特便携实用的复苏器具，并采取有针对性的复苏方法。战场中创伤发生率高，胸肋骨骨折等胸部创伤伴发心搏呼吸骤停较为常见。这类由胸部外伤导致的创伤性心搏呼吸骤停，是传统胸外按压心肺复苏方法及应用按压器具的禁忌证，对于后者而言往往受到电源、气源以及机械本身体积重量的限制，使其在战场的应用大打折扣。在传统胸外按压器具应用受阻的情况下，笔者所在团队另辟蹊径自主研发了腹部提压心肺复苏仪。该仪器通过灵巧吸盘吸附于腹部进行提拉与按压，使膈肌在上下移动的同时能够兼顾循环和呼吸，达到心与肺复苏并举的目的[9,10]。且装置小巧轻便、操作简便，不受气与电的限制，弥补了以往胸外按压器具的不足，更适于战场恶劣环境下胸部创伤后心搏呼吸骤停伤者的救治。

（四）顺“势”施法

应根据战场伤员创伤部位的不同，实施顺势而为的心肺复苏方法。既往对于战争环境中腹部创伤患者在特殊条件下出现的心脏呼吸骤停，常用的心肺复苏方法有胸外按压 CPR 及开胸心脏按压心肺复苏技术。然而，胸外按压 CPR 在腹部外伤情况下难以充分发挥“胸泵”作用而达到令人满意的复苏效果。虽然开胸心脏按压心肺复苏术效果优于胸外按压 CPR，但由于受战场上环境复杂恶劣、技术要求较高等的限制而无法实施。对于腹部已经存在开放性伤口的心脏骤停伤员，施救者可利用腹部开放的切口，顺势将右手伸入伤者膈肌下方，将

2—5 指并拢放于心脏后下方膈肌贴附面处，左手掌置于胸骨中下 1/3 处固定后，双手配合以右肘腕关节协调带动右手 2—5 掌指有节律冲击性地向胸骨处抬挤，使膈肌上移 4~5 cm，然后迅速放松使膈肌回至原位，规律交替进行，抬挤频率为100 次/min。如此顺势而为地紧急进行经膈肌下抬挤心肺复苏技术，可达到利用膈肌的上下移动来抬挤心脏进行心肺复苏的目的[11]。

四、精准心肺复苏抢救时限

以往患者心搏骤停后行 CPR 20~30 min，仍未见自主恢复循环，评估脑功能有不可逆表现，医师则宣告终止 CPR。按此标准执行存在主观因素误差，并未充分认识到有部分患者适当延长心肺复苏成功的特殊性。尤其是随着对战创伤心脏呼吸骤停的认识，对部分心脏呼吸骤停伤员通过适当延长心肺复苏时间，可成功挽救患者生命。精准化延长 CPR 时间应注意以下几个方面[12]。

（一）特殊病因

对溺水、低温（冻伤）、强光损伤、药物中毒等可适当延长 CPR 时间。例如，海水淹溺伤员在长时间淹没于水中后仍有完全复苏的可能，分析其机制为“潜水”反射起到了重要作用，后者使伤者心率减慢、周围小动脉收缩，使血液从肠道和四肢流至脑和心脏。因为有此保护机制，故对已知循环停止的溺水者，即使超过了复苏时限，通过延长 CPR 时间仍可能存活[13]。

（二）特殊群体

我军平战时承担着维护人民安危的重任，对于一些特殊人群尤其是 5 岁以下儿童终止心肺复苏时需特别谨慎。因小儿对损伤的耐受能力较成年人强，即使神经系统检查已经出现无反应状态，某些重要的脑功能仍可恢复[14]。例如报道英国一名出生 2 周的男婴，突然心脏病发作，呼吸心搏全部停止长达 30 min 以上，被医师宣布“死亡”。当婴儿的父母准备与他最后吻别时，男婴突然发出一声咳嗽，经抢救心脏重新开始搏动，且此后的影像学检查显示，他也没有遭受永久性脑损伤[15]。

（三）特殊条件

在战场特殊医疗环境之下出现的心搏骤停主要是指在野战医院手术麻醉的状态下实施 CPR。可能是有麻醉低代谢的前提，加上监护与治疗设施齐备，以及训练有素的复苏人员的参与，是延长心肺复苏时间的理想场所[16]。当然，有一些特殊器械介入来抢救心搏骤停时，也可适当延长心肺复苏时间。其中无创的方法包括背心式心肺复苏、主动加压减压心肺复苏[17]、分阶段胸腹加压减压心肺复苏;有创的方法包括主动脉内球囊反搏、体外循环、开胸心脏按压、人工膜肺心肺复苏等。

诚然,心肺复苏是战创伤心肺复苏救援的重中之重,是心脏呼吸骤停伤员救援成功与否的关键[18]。如何在复杂多变的战场环境中科学有效地实施精准心肺复苏,需要根据情况变化,准确把握因地制宜、因人而异的精准个体化心肺复苏程序、心肺复苏方法乃至心肺复苏终止时限,降服战创伤心脏呼吸骤停这一战场死神恶魔,提高我军战创伤心脏呼吸骤停伤员心肺复苏抢救的成功率,以确保我军履行能打仗、打胜仗的时代使命[19]。

参考文献

[1] Bhanji F, Donoghue AJ, Wolff MS, et al. 2015 American heart association guidelines update for cardiopulmonary resuscitation and emergency cardiovascular care. Circulation, 2015, 132(18Suppl 2): S561-S573.

[2] Wang LX, Shen H. Individual cardiopulmonary resuscitation. Chin J Emerg Med, 2007, 16(8): 895-896.

[3] Boucek CD, Phrampus P, Lutz J, et al. Willingness to perform mouth-to-mouth ventilation by health care providers: A survey. Resuscitation, 2009, 80(8): 849-853.

[4] Roppolo LP, Pepe PE, Cimon N, et al. Modified cardiopulmonary resuscitation (CPR) instruction protocols for emergency medical dispatchers: rationale and recommendations. Resuscitation,2005,65(2):203-210.

[5] Berdowski J, Blom MT, Bardai A, et al. Impact of onsite or dispatched automated external defibrillator use on survival after out-of-hospital cardiac arrest. Circulation, 2011, 124(20): 2225-2232.

[6] Lown B. The antiarrhythmic blow to the sternum: Thumpversion. Heart Rhythm, 2009, 6(10): 1512-1513.

[7] Sette P, Carlini M, Berti D, et al. Complex alpine extrication: case report of mountain and speleological rescue cooperation.Wilderness Environ Med, 2015, 26(2): 180-184.

[8] Perkins GD, Stephenson BT, Smith CM, et al. A comparison between over-the-head and standard cardiopulmonary resuscitation. Resuscitation, 2004, 61(2): 155-161.

[9] Wang LX. Initiation of the "abdominal pump" research of cardiopulmonary resuscitation by increasing intraabdominal pressure. Med J Chin PLA, 2014, 39(10): 767-770.

[10] Chinese Abdominal Lifting and Compression CPR Group. The abdominal lifting and compression CPR: the same minds of experts in China. Chin J Emerg Med, 2013, 22(9): 957-959.

[11] Chinese Abdominal Lifting and Compression CPR Group. Effects of subdiaphragmatic car-

diac compression on cardiac arrest. Chin J Emerg Med, 2014, 23(4): 369-370.

[12] Wang LX, Cheng XS. Emphasis on prolonged cardiopulmonary resuscitation. Chin Crit Care Med, 2002, 14(4): 195-196.

[13] Wang LX. Specialized cardiopulmonary resuscitation for seawater drownin. Chin J Dis Med, 2014, 2(6): 305-307.

[14] Guo XD, Wang GS, Gao JH, et al. Effect of urokinase on cerebral perfusion after cardiopulmonary resuscitation in rabbits. Eur Rev Med Pharmacol Sci, 2014, 18(8): 1158-1162.

[15] British boy revived miraculously by a cough. China Daily,2007,Feb.28.

[16] Wang LX. Focus on ischemic cardiac contracture. Med J Chin PLA, 2014, 39(2): 85-88.

[17] Wang LX, Liu YH, Li XM, et al. Sustained abdominal aorta compression elevates coronary perfusion pressure after asphyxia-induced cardiac arrest in a rabbit model. Hongkong J Emerg Med, 2013, 20(1): 18-24.

[18] Wang LX. Abdominal cardiopulmonary resuscitation. Beijing: People's Military Medical Press, 2014. 9.

[19] Meng QY, Wang LX. Inheritance and development: a statement of establishment of Chinese cardiopulmonary resuscitation technology. Med J Chin PLA, 2015, 40(9): 693-698.

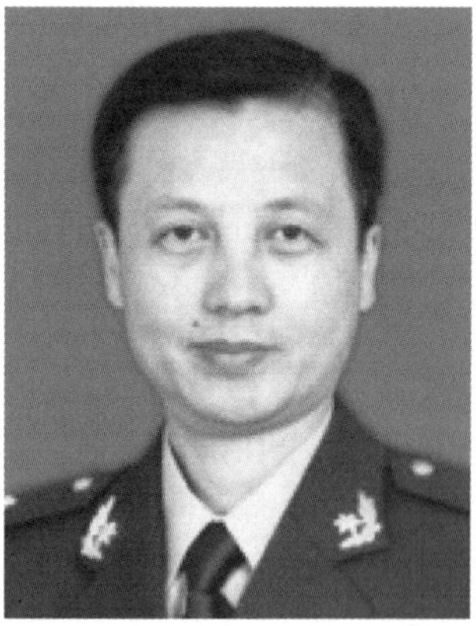

王立祥 教授,博士生导师,武警总医院急救医学中心主任,中山大学、同济大学、清华大学兼职教授。兼任中国研究型医院学会心肺复苏学专业委员会主任委员、中华医学会科学普及分会主任委员等职;《医学参考报心肺复苏学频道》主编、《中华医学百科全书灾难医学分卷》副主编以及20多种期刊编委。

为中国腹部心肺复苏学创始人、全军医学科技"十二五"心肺复苏重点项目首席专家,撰写了《中国精准心肺复苏专家共识纲要》草案,领衔颁布了《腹部提压CPR》及《经膈肌下抬挤CPR》2部中国原创专家共识标准与指南。构建"胸-腹-肢立体心肺脑复苏"及"四位一体"院前急救体系,提出"个体化CPR""灾难医学救援链""精准健康传播""厚命"等理念。发明复苏救援装置及方法20余种,获专利27项、科技奖16项。主编《腹部心肺复苏学》《王立祥话"万一"》等专著9部,发表论文千余篇,论文曾入选科技部"中国精品科技期刊顶尖论文"。荣获健康中国十大年度人物、全国优秀科技工作者终身荣誉称号。享受军队一类岗位津贴。

精准医学新兴技术在创伤救治中的应用

刘 晶
大连医科大学附属第一医院再生医学应用研究中心

一、精准医学为创伤救治提供新思路

精准医学是通过基因组、蛋白质组等组学技术和医学前沿技术，对于大样本人群与特定疾病类型进行生物标志物的分析与鉴定、验证与应用，从而精确寻找到疾病产生原因和治疗的靶点，并对一种疾病不同状态和过程进行精确亚分类，最终实现对于疾病和特定患者进行个性化精确治疗的目的，提高疾病预防与诊治的效益[1]。简言之，精准医学就是要根据每名患者的个人特征，量体裁衣式地制定个性化治疗方案。不同于普通药物受众广泛的特点，精准医学是基于清楚揭示患者病情的复杂成因，从而更准确地找出最有效的用药方案。随着近年来生物信息数据库（人类基因组序列）、患者个性化检测技术（如蛋白质组学、代谢组学、基因组学技术等）和大数据分析技术的迅速发展，精准医学的理念开始广泛地应用[2]。精准医学的提出是基于更好地了解疾病形成机制，进而为实现“精确施药”铺平道路，将“引领一个医学新时代”。与以往医学理念相比，精准医学进步之处是将人们对疾病机制的认识与生物大数据和信息科学相交叉，精确进行疾病分类及诊断，为患者提供更具针对性和有效性的治疗措施，既有生物大数据的整合性，也有个体化疾病诊治的针对性和实时检测的先进性。

创伤是当今人类一大公害，我国每年死于各类创伤的总人数已达 70 万，在人口死因构成中占第四位，已经被纳入国家疾病控制计划[3]。创伤导致的病死率在全球范围内还有上升的趋势，人们对提高创伤救治水平的要求越来越迫切。与其他疾病不同，如传染病，随着科技进步，发病率日益降低并逐渐消失，而创伤将一直伴随着人类，不会消失，而且它的疗效和科技发展息息相关。随着现代急救技术和有效药物的运用，创伤患者即刻和早期死亡得到了有效控制。一般情况下，创伤救治模式的经验性和普适性对于常规创伤伤情的诊治有重要价值。但是，创伤患者病情复杂且多危重，另外，急救后伤情转归和并发症的存在，使得提高创伤治疗效果仍然是国际医学界面临的重大挑战。现今程序性创伤诊治模式在理念上尚有提升空间。精准医学概念的提出，为创伤诊治开辟了新的视角，是对创伤伤情认识水平在理论上的深化与拓展。精准医学的根本就是处理循证医学和个体化治疗应该坚持的原则,就是既能做到以循证医学和指南为基础,又强调因人而异量体裁衣的个体化方案[4]。将精准医学的先进技术渗透入创伤救治中,医师结合伤者的实际情况提出个性化治疗方案,将大大提高治愈率。

二、精准医学新兴技术在创伤救治中的应用

新兴医学技术(图1)如多模态图像融合技术、影像分析与决策技术、医学数据可视化技术、疾病建模仿真与识别技术、虚拟现实和增强现实技术、手术规划与模拟技术、手术导航技术、远程手术技术针对创伤患者个体差异,强调个体化诊疗方案,已被应用于创伤救治领域。以多模态医学影像分析为基础,融合多维度成像数据,指导医疗3D打印模型,并进一步基于以上二者进行虚拟手术规划,以致增强现实手术导航。这一系列新兴技术用于创伤救治,助力手术和医师用药。

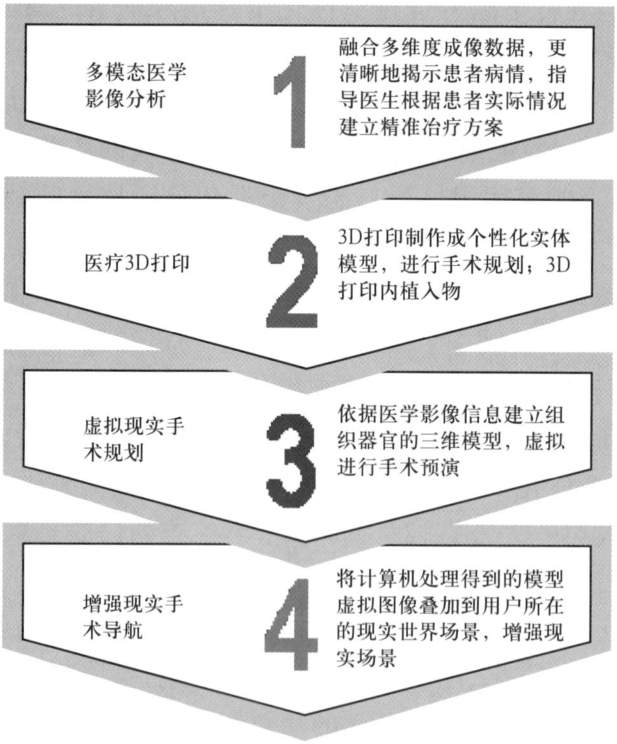

图1 精准医学新兴技术用于创伤救治

（一）多模态医学影像分析

在数字医疗中，多模态影像的分析是三维数字建模和可视化的基础。对于患者身体结构中的病变组织或器官以及正常组织进行 CT、MRI 和 PET 等成像（图 2），之后对医学影像处理、可视化，据此进行手术导航和辅助诊断，对指导临床医师建立个体化的治疗方案有重要意义。

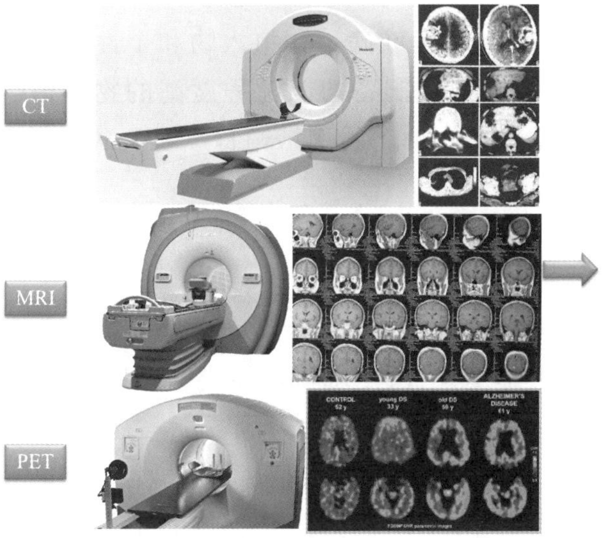

图 2 融合分析 CT、MRI、PET 多模态医学影像

在医学领域的临床应用中，采用不同成像设备所得到的各个医学图像对人体组织和器官的表现程度不同，这种单模态图像的重建只能为临床医生提供某一方面的信息。另外，还可以用不同的成像仪器或用同一台仪器对同一病人多次成像，这样就产生了多模态图像。为了更好地利用多模态图像，通常要将不同模态的图像在同一坐标系下将各自的有用信息融合在一起。例如，CT 和 MRI 具有不同的成像机制，CT 能够清晰地表达人体骨骼信息，而 MRI 能够清晰表达软组织信息，如果将两种图像进行融合处理，达到优势互补，就可以获得骨骼和软组织同时清晰的二维图像。创伤患者病情复杂，多维度成像数据的融合将更清晰地揭示患者病情，指导医生根据患者实际情况建立精准治疗方案。

（二）医疗 3D 打印

近年来，随着创伤患者病情的多样化及复杂化，传统的治疗方法不能完全满足治疗需要，患者的个体化治疗至关重要。借助 3D 打印技术在术前对采集的影像数据进行三维重建、逆向工程设计，之后打印制作成个性化的实体模型。尤其是创伤,解剖结构复杂,视野暴露困难,基于医疗 3D 打印的实体疾病模型更直观、清晰,立体地显示内部结构,解剖信息更加丰富。在创伤救治的术前策划中,医生可以用实体模型诊断病情,制定手术方案,研讨及模拟手术,使手术更加精确和个性化,提高复杂高难度手术的成功率,缩短手术时间,并使手术更安全。

另外,3D 打印技术在骨科手术导板、助听器、义牙、义肢和各种内植入物等方面应用广泛。如传统骨科手术的螺钉置入需要在红外线或电磁引导下进行,其设备昂贵、操作繁琐、有放射性暴露,利用逆向 3D 打印技术使个体化内固定模板与病理实体完全吻合,更安全准确。在植入物和个性化假体方面,通过 3D 打印技术,可将利用患者自身数据制备的匹配程度高的物体嵌入形状不同的缺损中,并且要求固定和保证应力分布,解剖结构特殊或疾病特异的患者更加需要医疗定制。

(三) 虚拟现实手术规划

按照传统的手术方案规划方法,医生以影像资料为依据制定手术方案。这些影像资料为断层的二维图像,医生不得不在头脑中构建出立体的想象,即使三维成像技术的出现使一些问题得以解决,但是这些二维的断层或三维的立体图像均是静态的,医生往往只能依靠经验制定手术方案并判断手术效果。如何能够在术前预演具体患者的手术,从而更为合理地制定手术方案一直是创伤诊治领域的研究方向。患者个体化的手术仿真系统应运而生,使术前预演手术成为可能,受到广泛重视。

基于虚拟现实技术的手术规划系统能够模拟出一种与真实世界相仿的环境,从而使医生沉浸其中,有身临其境的感觉。一方面通过以计算机图形学为基础的视觉反馈模型向使用者提供直观的视觉信息,另一方面通过以生物力学为基础的力反馈模型和力反馈设备,向使用者提供真实的触觉信息。

通过使用虚拟手术系统,医生可以依靠手术前获得的医学影像信息(如 CT、MRI 等医学图像数据),在系统中建立人体组织器官的三维模型,然后在虚拟手术系统提供的虚拟环境中进行手术预演,设计手术过程,进刀的部位、角度,从而帮助医生合理精确地制定手术方案。虚拟手术系统的运用对于选择最佳手术途径、减少对邻近组织的损害、减小手术损伤、提高手术定位精度和手术的成功率等具有十分重要的意义。

(四) 增强现实手术导航技术

基于图像的手术导航技术的应用给创伤救治手术带来了极大的便利,但是医生无法在手术中一边看人体组织的 3D 显示,一边将 3D 显示与病人真实的解剖部位进行对应。正是由于这样的缺陷,出现了基于增强现实的手术导航系统。增强现实是一种图形学领域的新技术,它将计算机绘制的虚拟模型融合到使用者所看到的真实世界景象中。使用者可从计算机描绘的虚拟模型中获得额外信息,从而对真实环境进行增强。

通过增强现实技术,将 CT 或 MRI 等医学图像三维重建得到虚拟模型,再将此虚拟模型同病人身体部位融合,从而实现对手术的导航作用。以往的手术,医生只能观察病灶的成像胶片来确定病灶在身体的位置,利用视觉和经验进行手术,极易导致手术创口大、患者恢复时间长等问题。手术导航系统可将许多种类的医学影像设备提供的生理信息有效结合,不但可以帮助医生术前规划,使患者的手术切口达到最小,同时可以使手术成功率大大提高,进而给手术的安全性提供了极大的保证。增强现实手术导航将计算机处理出来的模型虚拟图像叠加到用户所在的现实世界场景里,对现实场景进行增强。手术导航系统通过光学图像采集系统对人体相关部位扫描取得具体数据,然后根据数据建立模型,这就是医学领域虚拟三维模型。将增强现实技术应用到手术中,可以给医生提供更加直观的信息,通过显示设备医生既能得到病灶部位的真实情况,又可以从所建立的三维模型中得到无法用肉眼观察到的信息,从而辅助医生在虚拟现实环境下准确地完成手术,使医生具有"透视功能",让医生更加清晰直观地了解患者病灶的状况,精确导航手术的位置。它把患者体内病灶部位的数据直观化,并精确地指示在患者体外对应位置,让医生可以直观地看到病人体内的详细情况,这样能够在理想环境下导航手术医生精确确定手术位置。增强现实技术能够实现手术切口最小化,甚至不需要手术切口。

三、精准医学在创伤救治中的应用前景

2015 年 1 月,美国总统奥巴马首次提出"精准医学计划"并施以 2.15 亿美元的预算资助,之后全世界的医学家、病人、医疗系统和药品研发企业对精准医疗投入了极大的兴趣。现代医学理念强调以人为本,以病人为中心。精准医学的实质是"个性化医疗",而"个性化医疗"的理念最早于 20 世纪 70 年代提出。随着医疗技术手段的进步,精准化医疗被不断丰富。对创伤患者个体化救治而言,在既往群体治疗普适性得到良性推行的同时,需要进一步加强对伤情的理性把握,实现从临床诊治思维上的重大提升与理念革新。我们的最终愿景是基于精准治疗思想,做到"伤情"与"伤员"并重、"躯体"与"精神"共治。

参考文献

[1] 赵晓宇,刁天喜,高云华,等. 美国"精准医学计划"解读与思考. 军事医学,2015,39

(4):241-244.
[2] Collins FS, Varmus H. A new initiative on precision medicine. N Engl J Med, 2015, 372(9):793-795.
[3] 孙志扬，唐伦先，刘中民，等. 现代创伤救治的发展. 中华急诊医学杂志，2006，15(7)：659-661.
[4] 费舟. 对颅脑创伤救治的思考. 中华神经创伤外科电子杂志，2016，2(2)：124-126.

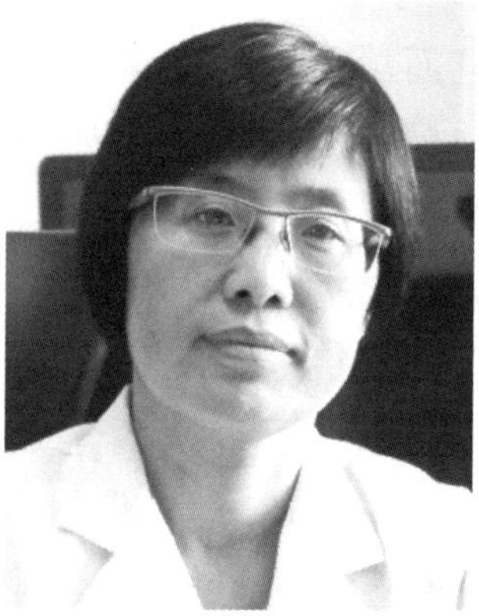

刘晶 教授，博士生导师，大连医科大学附属第一医院副院长，国家卫计委“干细胞临床研究备案机构”、发改委国家地方联合创新平台干细胞与再生医学技术工程实验室、科技部“国家级干细胞移植与再生医学国际合作基地”负责人。科技部国家科学技术进步奖评审专家，美国 ISEV 委员，美国 ACS 委员，中华医学会组织修复与再生分会全国委员，辽宁省细胞生物学学会副理事长。

近 5 年带领科研团队针对干细胞神经损伤修复临床转化上中下游关键制约因素建立纵向研究体系，创建了基于纳米材料干细胞神经损伤修复的关键技术体系，建立了干细胞脊髓损伤修复鸡尾酒护理方案，推出规范的临床路径及疗效评价指标，成立了区域性细胞治疗质量控制中心，建立了完善的质量控制体系，所创整体方案与方法推动了干细胞神经损伤修复临床转化进程。主持科技部国际科技合作专项、国家自然科学基金等项目 12 项。以第一或通讯作者在 *Appl Mater Interfaces*、*Oncotarget*、*Talanta* 等期刊发表 SCI 论文 30 余篇。以第一完成人获教育部科技进步奖二等奖 1 项、辽宁省科技进步奖二等奖 2 项、大连市科技进步奖一等奖 1 项。授权国家发明及实用新型专利 3 项。

是辽宁省特聘教授、辽宁省优秀科技工作者、辽宁省百千万人才“百人层次”等。

精准医学与战伤救治
——浅谈现代战伤救治体系的建立及未来发展趋势

宗兆文

第三军医大学大坪医院野战外科研究所全军战创伤中心创伤科

创伤、烧伤与复合伤国家重点实验室

一、战伤救治体系的发展历史

战伤救治的历史久远,且早期的战伤救治经验深深影响了民用创伤救治的发展,并在近现代与民用创伤救治的发展相互影响,共同促进了创伤救治技术及理念的发展和革新。而平时创伤救治体系和战伤创伤救治体系的相互影响正是这一相互作用的典型代表。

古希腊人最早认识到战伤救治体系的重要性,他们将伤员后送到指定的军营或附近的船只中集中救治。后来远东地区由印度军队创立的另一个创伤系统,可与古希腊的救治体系相媲美,他们建立一种流动医疗救护服务,设备齐全,配有外科医生负责治疗,而随行的妇女负责准备食物和饮料以及包扎伤口。同时期,罗马人进一步完善了战地救护体系,在罗马帝国的各个区域建立了创伤中心。这些创伤中心建于公元1—2世纪。目前已发现了25个这样的创伤中心遗址,这些大的创伤中心要负责处理相当于战时伤员总量10%的伤员。罗马军队里有一个常规医疗团,负责平时军队医疗。

战伤救治到近代取得了突飞猛进的发展。18世纪晚期,战伤救治的发展历史中一个里程碑式的人物——拿破仑军队的首席军医Baron Dominick Jean Larrey认识到及时开展院前救护的重要性,并于1797年提出,“由于我们的野战医院距离前线太远,需要建设一个系统而有组织的战伤救治系统。”他后来制造了由马匹拉动的“飞行救护车”(flying ambulance),目的就是要将伤员快速从战场中转移后送到战伤救治机构。为了能尽快给受伤的士兵手术,他还提出了将战地医院尽可能布置于接近前线的理念。他的这一理念促进了近代民用急救系统的发展。

19世纪最瞩目的进展是在战伤手术技术方面的进步。美国内战期间,抗菌消毒的引进使得伤员死亡率逐渐下降。遗憾的是,Baron Larrey 提出的战救理念和近代战伤救治体系相关理论并没有在 60 年后的美国南北战争初期得到应用。1861 年 8 月,布尔溪首次战役的前三天就有 3000 名伤员倒在战场上,而没有得到及时的后送和治疗。之后,Jonathan Letterman 被任命为军医少将并组建了独立的训练有素的军医部队。一年后的布尔溪二次战役中,300 辆救护车及随车医护人员在 24 小时内就收治了 10 000 名伤员,并展开了有序的治疗。

两次世界大战更是大大推动了战救技术和理念的进步,奠定了现代战伤和创伤救治的理论体系,并为建立民用创伤救治体系提供了很好的指导和借鉴作用。一战中,已经建立了完整的后送体系,此时使用汽车作为后送工具,伤员从战现场后送到救治机构的平均时间为 12~18 小时。二战期间,伤员后送平均时间为 4~6 小时,并建立了成建制的野战医院。在越南战争中,战伤救治体系进一步得到完善,美军开始使用直升机后送病人,平均转运时间为 35 分钟,伤员从负伤到接受手术治疗的时间为 1~2 小时,死亡率仅为 2.3%。

在一战和二战期间,奥地利医生 Bohler 首先借鉴战伤救治体系创立了民用创伤系统,其涵盖的范围也从最初的工伤扩展到二战期间的机动事故伤。20 世纪初,在美国来自战争、车祸伤和暴力损伤不断增加,对创伤救治的培训需求亦增加,但是民用创伤救治体系非常不完善。直至 1922 年,才由来自波士顿的普外科医生 Charles L. Scudder 在外科医师协会下建立了骨折专会,它是今天创伤分委会的前身,共有 22 名委员组成。到了 20 世纪中叶,来自战争、车祸伤和暴力损伤进一步增加,对创伤救治的需求明显增加,创伤医师救治的范围不再局限于骨科,于是 1950 年外科医师协会委员会正式将骨折分委会命名为创伤学分委会,以强调创伤救治范围的扩大。尽管如此创伤救治仍没有得到足够的重视,直至 1966 年美国科学院和国家研究委员会发表了题为“Accidental Death and Sequelae: Neglected disease of modern society”的报告,指出创伤是被忽视的一个现代流行病,在美国有大量的可以避免死亡的创伤,才引起美国医学界的重视,并着手成立创伤中心。至今,在美国有超过 1600 个创伤中心,包括 203 个Ⅰ级中心、271 个Ⅱ级中心、392 个Ⅲ级中心和 43 个儿科创伤中心。84%的人口在 1 小时内可到达Ⅰ、Ⅱ级创伤中心,大大提高了创伤救治的成功率。世界范围内,日本、澳大利亚、新西兰和欧洲大陆国家也相继建立了类似的创伤救治体系,创伤救治在世界范围内取得蓬勃的发展和进步。

在最近十余年的伊拉克和阿富汗战争中,战救技术得到进一步发展,但战争初始没有有效地借鉴民用创伤系统的经验,表现为部署到战场的医务人员技能培训不足、没有成熟的战伤救治结局监控措施等。之后,美国国防部认识到这一不足,开始着手借用民用创伤的救治经验,并于 2004 年成立了联合战伤救治体系(Joint Theater Trauma System, JTTS),主要目的是借鉴民用创伤救治的成功经验,为战伤寻找一个系统的救治策略,从而为每个战伤伤员提供最好的治疗[1,2]。

二、现代战伤救治体系的建立和内涵——“别样的精准医学”

为了借鉴美国民用创伤体系的成功经验,美军于2004年成立了联合战伤体系(Joint Trauma System,JTS),目的是为战伤寻找一个系统的救治策略,其基本理念是在正确的时间和地点为合适的伤员提供合适治疗的“4R”理念(right patient, right place, right time, right care),从而为每个战伤伤员提供最好的治疗,以获得最高的生存率和最佳的功能恢复[1]。2005年,美国陆军研究所开始着手完善JTS,旨在建立从战现场救治到康复的完整的救治链条,其内容涵盖战伤救治的各个环节,主要包括战伤预防、战现场救治、战地医院救治、战伤伤员康复、战伤救治培训、战伤救治组织和领导、战伤救治技术持续改进机制、战伤救治技术研究等[1,2]。目前,美军军事变革中与JTS相关的措施和策略有:临床操作路径(clinical practice guidelines, CPGs)、战术战伤救治(tactical combat casualty care, TCCC)、院前创伤登记系统、高级外科医师巡诊制度(The Senior Visiting Surgeon, SVS)等,分别简介如下。

1. 联合战伤体系通过提供临床操作路径(clinical practice guidelines,CPGs)来开展战伤救治,效果显著。如使用CPGs的损害控制复苏流程后,需要大量输液伤员的死亡率从32%降低到20%,烧伤复苏导致的腹腔间隙综合征的发生率从36%降低到18%。JTS同时研发各种软件来简化战创伤救治流程,协助临床决策,以最大限度地提高战创伤救治成功率,同时减少创伤救治的财政支出。

2. 联合战伤体系另一个策略是大家熟知的战术战伤救治(TCCC)。它起源于美国海军特种作战部队,而后由美国特种作战司令部制定完整的TCCC操作规程,并根据战争中实际战伤救治的经验和民用创伤救治的新进展进行更新。TCCC主要针对导致可避免死亡的战伤原因研究适合战场的救治措施,以最大限度地减少伤亡率。TCCC分为火线抢救、战术阵地救护和战术后送救护三个救护阶段,根据三个阶段不同的战术背景和战伤救治需求进行救治,主要措施包括战现场大出血的止血措施、紧急气道的处理、张力性气胸和开放性胸部外伤的处理等。TCCC的推广使得美军的战伤救治获得巨大的成功,其在阿富汗战争中的可避免战伤死亡的发生率低于5%[3,4]。TCCC的成功经验被推广到北约其他成员国,均取得不错的效果。

3. 联合战伤体系中另一个重要的举措是建立院前创伤登记系统,为持续改进救治流程提供有价值的信息。2001年阿富汗战争伊始时,美国陆军第75游骑兵团(75th Ranger Regiment)建立了战伤数据库,收集每次战斗后的战救报告。

在此基础上,他们建立了院前战伤网络登记系统。这个系统在收集战伤伤情卡的基础上,可实现实时分析战伤救治措施的有效性,从而有助于在第一时间为战现场救治制定临床决策,并为更新 TCCC 和持续改进 CPGs 提供支撑数据[1]。

4. 2006 年,美国空军预备役的 Jay Johannigman 和 John Holcomb 上校 向 ACSCOT 和 AAST 两个学会建议启动一个医师支援战区救治的项目,得到 AAST 时任主席 Dr. C. William Schwab 和 ACSCOT 时任主席 Dr. Wayne Meredith 的支持。2006 年 8 月,Dr. C. William Schwab 第一个作为 SVS 项目的外科医师到达 LRMC,在没有时间倒时差的情况下直接参与伤员抢救[5]。SVS 项目的主要任务是:① 促进地方医院和军队医院专家的交流;② 协助建设 TS,并探索战时经验可否向平时创伤救治转化;③ 对部署在前线的年轻军医进行教学;④ 对部署在 LRMC 的医师进行正规的培训。

5. 加强战地医院危重病伤员的重症监护和治疗。统计数据显示,战现场伤亡率已从二战和越战中的 15%~25%降低到伊拉克和阿富汗战争中的 12%,但危重伤员并发的多器官功能衰竭占所有可避免战伤死亡原因的 12%;仅在战地医院中,伊拉克战争中危重伤员的死亡率(4.1%)较越战(3.0%)和二战(3.5%)的死亡率明显升高。进一步的统计显示,在战地医院中由于危重伤导致的可避免死亡比率为 35%,远高于地方医院的 20%。这些数据提示加强对战现场危重伤员的救治至关重要。美国直到 20 世纪 90 年代都没有在战地医院设置重症监护(ICU)和治疗,早期的做法是尽快将危重伤员后送。1994 年,美国空军成立了危重伤员重症空运医疗小组,可同时提供手术后的重症监护和快速后送。在 2002 年的伊拉克战争中,美军在战地医院设立了重症监护。美军在伊拉克战争中采用了战地 ICU 的方式,在不增加医疗资源和医疗设备等后勤补给的情况下有效地降低了死亡率,减少了伤员住院时间[6,7]。

6. 重视战创伤救治的培训。战伤救治不同于平时创伤救治,在战争中培训战救技能可行性低。为此,需要寻求合适和有效的培训机制、培训课程和方法。20 世纪 90 年代,美国国防部在美国的 100 多个创伤中心中筛选合作者,开展战伤培训任务。2001 年,经过评估后陆军与迈阿密 Ryder 大学创伤中心、海军与南加利福尼亚洛杉矶大学医疗中心、空军与马里兰大学 R. Adams Cowley 休克中心、圣路易斯大学和辛辛那提大学医院合作开展战伤培训[8,9]。实践证明,这一措施非常有效,但在最初的培训过程中,如何设计一个有效的培训课程较为棘手。紧急救治外科委员会是美国外科医师协会创伤学分会下属的一个工作小组,他们为培训美国创伤医师于 2005 年专门制定了紧急救治外科课程。这一课程后来被美国军方引入培训外科军医。目前美军联合作战创伤管理部将紧急救治外科纳入美军军医的培训内容,并先后批准了 Brooke 陆军医疗中心、美国陆军卫生中心和 Landstuhl 医疗中心等为紧急救治外科的培训中心。来自阿富汗战争和伊拉克战争的数据显示，紧急救治外科的培训内容有效地提高了战伤伤员的救治效率[9]。

综上可见，以美军建立的联合战伤救治体系为代表的现代战伤救治体系针对战时群体伤的主要特点和救治需求，以降低可避免的战伤伤亡为核心，综合使用多种有效措施有效地降低了战伤伤亡发生率。一般认为，精准医学是指基于遗传学、生物标志物、表型或心理特征对病人个体实施有别于具有类似临床表象患者的靶向诊治，其更强调的是个性化治疗。战伤救治发展到目前的水平仍没有达到这一要求，但的确针对整个群体的战伤发生特点和救治需求提出针对性的措施，且有效降低了其伤亡率，因而可以视为一种"别样的精准医学。"

三、战伤救治体系的未来发展趋势——精准医学在未来战伤救治中的应用前景

如上所述，现代战伤救治技术的进步和救治体系的发展有效地降低了大出血、气道阻塞和张力性气胸导致的伤亡，但战伤感染、多器官功能障碍（MODS）导致的战伤伤亡仍居高不下。为进一步降低这些原因导致的伤亡率，除了进一步完善救治体系和预防感染的措施外，加强平时创伤研究结果向战伤的转化至关重要。其中，针对大样本的流行病学资料和循证医学数据，筛选较高特异度和灵敏度的创伤并发症预警指标，如 C-反应蛋白、白介素-6、降钙素原等，建立能够客观反映创伤患者并发战伤感染和 MODS 的预警评估公式，将为创伤患者出现并发症的风险提供个性化理论依据。同时，从精准医学角度分析，除了创伤患者的基因背景，创伤患者的年龄、性别、营养状况与生活习惯在创伤病情发展过程中也占有一定权重。动物实验和群体流行病学数据分析显示，高龄和（或）幼龄、性别差异、营养不良和恶劣生活习惯等均是造成创伤患者预后不良的重要影响因素。对于此类创伤患者群，对症施治、谨慎评估必须融入临床医师对创伤患者的诊治全程，这也是临床思维形成与升华的重要环节[10]。这种转化研究，将逐步实现对战伤个体伤员的精准治疗，不仅将进一步降低伤亡率，并且最大限度地促进伤员的功能结局[11]。

参考文献

[1] Blackbourne LH, Baer DG, Eastridge BJ, et al.Military medical revolution: military trauma system. J Trauma Acute Care Surg, 2012 ,73(6 Suppl 5):S388-394.

[2] Bailey JA, Morrison JJ, Rasmussen TE. Military trauma system in Afghanistan: lessons for civil systems? Curr Opin Crit Care, 2013,19(6):569-577.

[3] Blackbourne LH, Baer DG, Eastridge BJ, et al. Military medical revolution: prehospital combat casualty care. J Trauma Acute Care Surg, 2012,73(6 Suppl 5):S372-377.

[4] Palm K, Apodaca A, Spencer D, et al. Evaluation of military trauma system practices related to damage-control resuscitation. J Trauma Acute Care Surg, 2012,73(6 Suppl 5):S459-464.

[5] Knudson MM, Rasmussen TE. The Senior Visiting Surgeons program: a model for sustained military-civilian collaboration in times of war and peace. J Trauma Acute Care Surg, 2012, 73(6 Suppl 5):S536-542.

[6] Palm K, Apodaca A, Spencer D, et al. Evaluation of military trauma system practices related to complications after injury. J Trauma Acute Care Surg, 2012,73(6 Suppl 5):S465-471.

[7] Grathwohl KW, Venticinque SG. Organizational characteristics of the austere intensive care unit: the evolution of military trauma and critical care medicine; applications for civilian medical care systems. Crit Care Med, 2008,36(7 Suppl):S275-283.

[8] Thorson CM, Dubose JJ, Rhee P, et al. Military trauma training at civilian centers: a decade of advancements. J Trauma Acute Care Surg, 2012,73(6 Suppl 5):S483-489.

[9] Dubose J, Rodriguez C, Martin M, et al. Preparing the surgeon for war: present practices of US, UK, and Canadian militaries and future directions for the US military. J Trauma Acute Care Surg, 2012,73(6 Suppl 5):S423-430.

[10] 杨策,王海燕,杜娟,等. 精准医学思维对创伤诊治模式的影响与前景. 中华诊断学电子杂志,2015,3(2):20-23.

[11] Stinner DJ, Burns TC, Kirk KL, et al. Return to duty rate of amputee soldiers in the current conflicts in Afghanistan and Iraq. J Trauma, 2010,68(6):1476-1479.

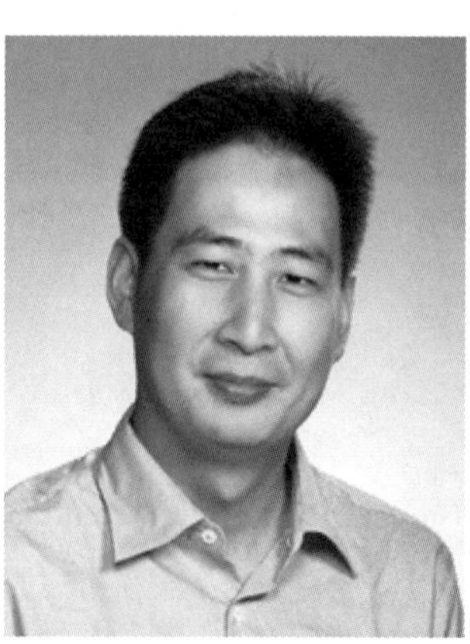

宗兆文 1975年11月出生,主任医师,教授,博士生导师,第三军医大学大坪医院野战外科研究所外科学与野战外科学教研室主任、创伤外科副主任,总后科技新星,军队后勤科技装备评价专家库成员。兼任中华医学会创伤学分会青年委员会副主委、全军灾难医学专委会委员兼青委会副主委、重庆市中西医结合学会创伤学分会副主委等学术任职。

主要从事严重战创伤临床救治和培训相关的临床及研究工作,先后主持多项全军“十二五”专项重大课题分课题和重点课题、总参谋部重大专项课题、军委装备发展部重点课题、国家重点基础研究发展规划（“973”项目）分课题、国家自然科学基金重点项目和面上项目等课题。共发表专业论文 150 余篇，其中 SCI 论文 12 篇。荣获重庆市科技进步奖一等奖（2015，排名第一）和中华医学科技奖一等奖（2012，排名第六）等学术奖励。

封闭式负压引流技术治疗急诊大面积皮肤撕脱伤的临床应用观察

姜笃银

山东大学第二医院整形烧伤外科

一、引言

随着工业社会及道路交通的快速发展,大面积皮肤撕脱伤在急诊外科的诊疗中已经并不罕见,由于其常常合并肌肉、肌腱、神经、血管以及骨骼的损伤,并常伴有失血性休克,故而伤情严重复杂,治疗难度大,治疗不当往往导致广泛的皮肤软组织感染坏死、肢体功能障碍,甚至危及生命[1,2]。2013 年 1 月至 2016 年 3 月,我科室应用封闭式负压引流技术(vacuum sealing drainage,VSD)结合烧伤外科的技术手段综合治疗急诊严重大面积皮肤撕脱伤患者 13 例,取得了良好效果,现总结报告如下。

二、资料和方法

(一) 临床资料

本组病例共 13 例,其中男性 8 例,女性 5 例;年龄介于 5~65 岁,平均年龄 38.2 岁。致伤原因包括交通事故伤 7 例,工业机械伤 5 例,犬咬伤 1 例。按部位分别为下肢皮肤撕脱 6 例(大腿 3 例,小腿 2 例,足部 1 例),上肢皮肤撕脱 4 例(上臂前臂 2 例,双手 2 例),背臀部皮肤撕脱 1 例,胸腹部、上肢、下肢同时撕脱 1 例,头皮撕脱 1 例。其中,4 例合并骨折,9 例合并神经、血管、肌腱损伤,5 例伤后 2 小时内出现失血性休克,4 例合并肛门撕裂、会阴部裂伤。根据烧伤科手掌法计算皮肤撕脱面积,撕脱范围占体表面积的 6%~32%。

(二) 封闭式负压引流材料(VSD 材料)

术中根据病人具体条件选择以下两种之一的负压引流材料及装置:① 国产材料:创伤负压引流敷料套装(内置聚乙烯醇医用海绵、扁平多孔吸引管、透明透气胶粘贴膜、吸引连接管、Y 型接头、止液夹、空气过滤器)，由山东创康生物科技有限公司生产，其负压吸引源为 ZN100 智能负压吸引器(山东迈帝生物科技有限公司监制)；② 进口材料：美国 KCI 医疗公司研制的 V. A. C. 负压辅助愈合治疗系统(负压创伤治疗仪、疏水性黑色敷料、SensaT. R. A. C. ™密封垫吸盘及其连接导管)。除负压吸引源仪器主机外，负压敷料、引流管、贴膜、过滤器、收集盒等均为无菌包装，消毒灭菌后使用。

(三) 治疗方法

1. 急诊术前处理：该组患者急诊就诊后均接受了积极的救治包括输血补液抗休克治疗，同时医院组织了多学科多专业的急诊会诊，明确伴发的损伤情况及治疗顺序。患者在我科行手术治疗前，2 例由普外科医师行结肠造瘘，4 例由骨外科医师行骨折固定，2 例并发尿道损伤，由泌尿外科医师行尿道会师、膀胱造瘘术。

2. 急诊手术处理：在患者全身情况稳定后，由整形烧伤外科医师接诊进行下一步手术治疗。根据患者撕脱伤部位和面积选择合适的麻醉方式，如全身麻醉、臂丛麻醉、硬膜外椎管麻醉等。首先行创面清创：患肢创面常规肥皂水洗刷，生理盐水冲洗，再用大量过氧化氢、生理盐水及稀释碘伏溶液冲洗 3 遍以上，患肢上止血带。如有明显的血管损伤出血，则尽可能修复知名血管，并彻底止血。探查撕脱皮肤或皮瓣情况，如皮肤皮瓣未完全与肢体撕脱，尚有蒂部相连，则从撕脱皮瓣游离缘向蒂部逆行探查血运情况。距离蒂部较远又血运欠佳的皮瓣则需剪除皮下脂肪、筋膜等组织，制成带真皮下血管网的超薄皮瓣或全厚皮片，并打孔引流。打孔需均匀一致，保证引流通畅。距离蒂部较近的血运良好的撕脱皮瓣可予以简单清创后原位缝合。对已经完全撕脱的游离皮肤组织，如并无严重挫裂和污染，皮肤完整性良好，则剪除其皮下脂肪、坏死筋膜、肌肉等附着组织后，反取皮修剪成中厚皮片，并按照烧伤外科植皮的技术使用轧皮机进行拉网。挫伤严重或污染严重的撕脱皮肤予以弃用。有骨骼、重要神经血管及肌腱组织外露者，选择周边活性良好的筋膜瓣、肌瓣转移覆盖。最后根据清创后的具体情况采用中厚皮片、全厚皮片、保留真皮下血管网皮瓣原位回植逐次覆盖创面。以上清创步骤完成后，采用封闭式负压引流材料覆盖全部撕脱伤创面，包括已回植皮肤或皮瓣的创面及尚不能完全封闭的软组织缺损创面。负压维持在 90~120 mmHg 之间。检查密封完好、无漏气后结束手术，患者麻醉清醒后返回病区监护室并给予抗炎、补液、营养支持等对症治疗。

3. 后期创面修复：急诊手术后 5~7 天打开负压引流材料进行换药，查看创面情况。如撕脱皮肤大部分成活并黏附良好，则继续包扎固定，定期换药直至痊愈;如出现局部小面积皮肤坏死,则先行创面换药,清除已坏死组织,再次安置负压引流材料,继续吸引治疗 5~7 天,待创面干净、肉芽生长良好时,二期手术取中厚皮片移植封闭创面;如遇较大面积的皮肤软组织缺损或坏死时,则予以多次清创、换药、VSD 负压引流治疗等进行创面床准备,直至肉芽新鲜活性良好后择期分次手术修复。修复创面过程则主要应用烧伤外科的自身技术,如头皮取皮术、大张网状皮移植、异体皮镶嵌自体皮移植等;有深部组织外露的创面均选用皮瓣或组织瓣修复,关节处创面予全层皮片、脱细胞异体真皮结合自体刃厚皮移植或皮瓣修复。

三、结果

该组患者在入院后经急诊手术清创以及封闭式负压引流技术治疗,13 例患者中,一期愈合 5 例,其中 1 例撕脱皮瓣直接缝合,2 例修薄成全厚皮回植后全部成活,2 例部分皮瓣回植配合部分中厚皮片拉网移植成活;6 例患者一期手术治疗后撕脱皮肤大部分成活,经 2~3 次负压引流治疗,逐渐封闭小面积残余创面后得以愈合;2 例患者由于肌腱外露、骨外露经多次手术最终移植皮瓣修复。全部患者均随访 3~6 个月,无骨髓炎发生,移植皮肤颜色接近正常,弹性良好,能耐磨,瘢痕增生不明显,患肢功能恢复满意。

以下介绍一个典型病例。

患者,女性,65 岁,因“左上肢、腹部、会阴部及左下肢汽车碾压伤后皮肤撕脱、出血、疼痛 6 小时”由 120 送来我院急诊科。查体见:患者左手及腕部皮肤软组织撕脱,远心端残余 2 cm 窄蒂相连,手背部肌腱暴露,浅静脉撕裂渗血;面部、前胸部多处皮肤挫伤、擦伤,皮下散在瘀斑青紫;腹部、会阴部及左下肢可见广泛皮肤软组织撕脱,范围上至剑突、肋弓,右侧至腋前线,右下至腹股沟区,沿左侧会阴、腹股沟区向下直至左侧踝平面,股部及小腿肌肉不同程度地暴露并有肌束损伤,大隐静脉、腓肠神经等大部分暴露,左侧足背动脉尚可触及,但相对于右侧微弱。全身创面污染严重。入院诊断:① 左上肢、腹部、会阴部、左下肢广泛皮肤软组织撕脱伤;② 全身多处皮肤擦伤;③ 多发肋骨骨折;④ 创伤性湿肺;⑤ 胸腔积液;⑥ 骶椎尾骨骨折。入院后经急诊科积极补液、输血,组织骨科、胸外科、泌尿外科、肛肠外科、烧伤外科等相关科室会诊,病情平稳后由烧伤外科急诊手术处理。入院当日在全麻下行左上肢、腹部、会阴部、左下肢皮肤撕脱伤清创、皮肤原位回植、封闭式负压引流术。手术后给予抗感染、营养支持、维持水电解质平衡、局部换药等治疗。术后一周打开负压引流敷料,见大部分皮片成活良好,左腰部、左股后侧、腘窝、左小腿内侧部分皮片成活欠佳,残余创面缺损。10 天后再次于全麻下行残余创面清创负压引流术,术后继续 VSD 治疗一周,于伤后第17天第三次手术行撕脱伤残余创面清创植皮修复术,手术过程顺利。术后皮片成活良好,颜色正常,创面全部封闭愈合,瘢痕增生不明显,关节活动正常,功能恢复良好,效果满意(图1~8)。

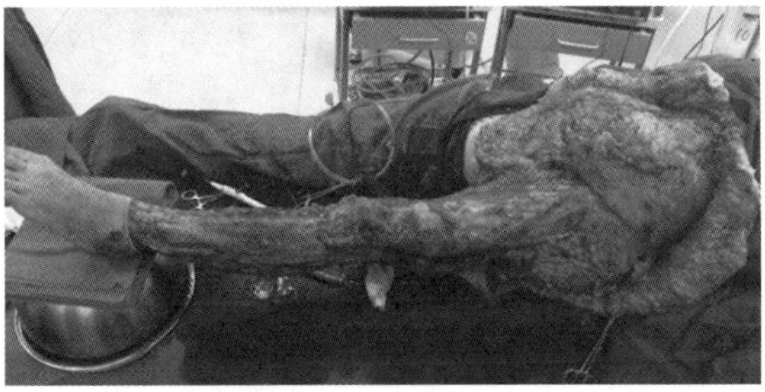

图1　患者伤后术前情况

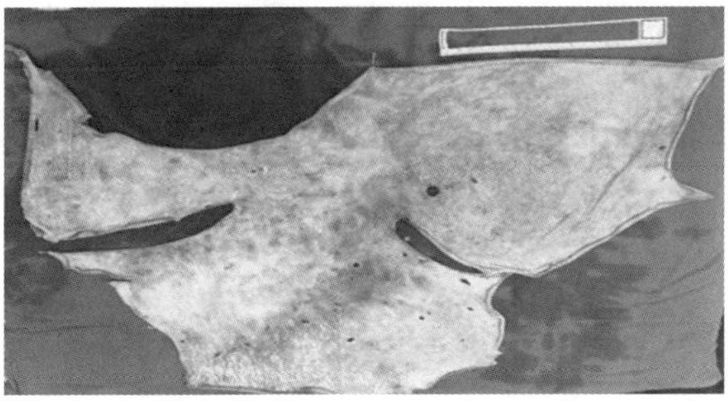

图2　部分撕脱游离的皮片

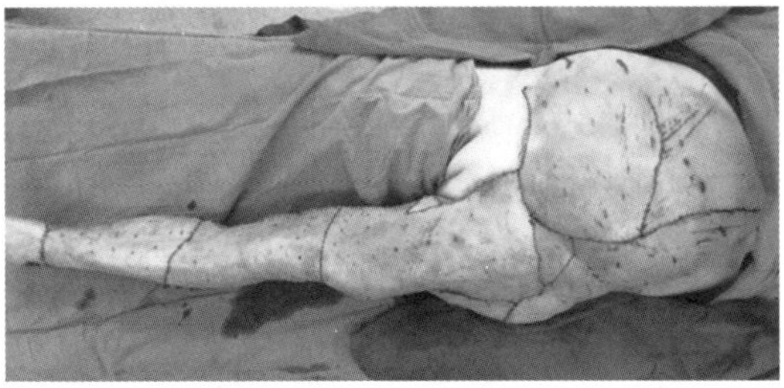

图3　急诊第一次手术清创、皮片回植后

四、讨论

大面积皮肤撕脱伤在急诊外科中越来越多见,由于其合并症多,创面渗出多,病情多复杂且危重,临床上经急诊抢救处理后常常需要转交专科进一步手术治疗,创伤外科、骨外科、烧伤外科是治疗急诊大面积皮肤撕脱伤的主要专科。

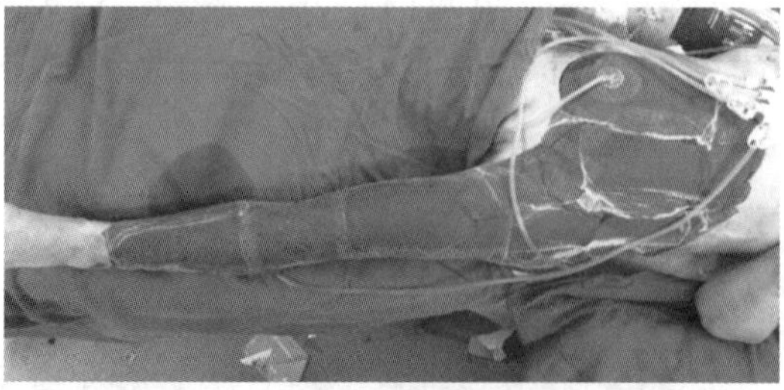

图 4　手术后配合 VSD 治疗

VSD:封闭式负压引流技术

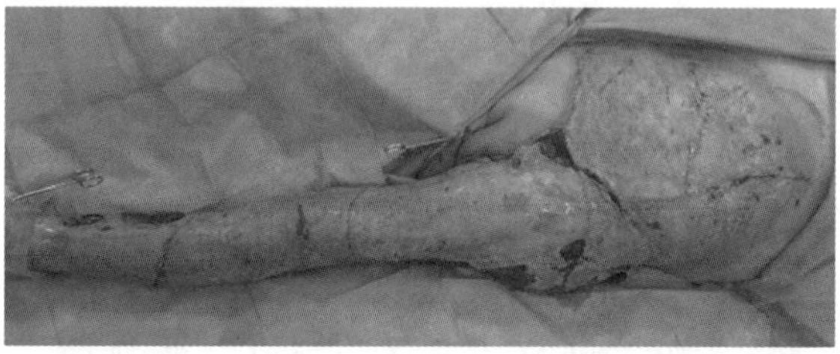

图 5　第一次手术及 VSD 治疗后

VSD:封闭式负压引流技术

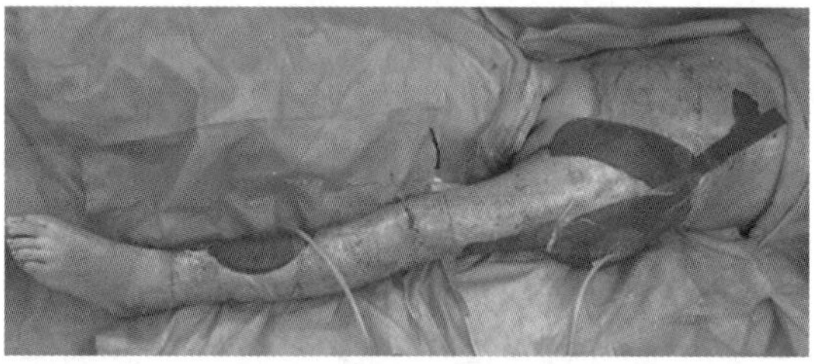

图 6　第二次手术清创继续 VSD 治疗

VSD:封闭式负压引流技术

及时纠正休克、早期手术清创、合理封闭创面则是治疗大面积皮肤撕脱伤的关键。

大面积皮肤撕脱伤常常因为皮肤挫裂损伤严重不能有效回植而导致较大面积的皮肤软组织缺损。为封闭这些皮肤软组织缺损,以往我们常常需要长时间的换药治疗,待坏死组织脱落、肉芽生长良好后再行二期手术植皮或皮瓣移植修复创面。整个治疗过程不仅耗费时间长,创面感染率高,患者也相对更加痛苦,术后瘢痕增生、挛缩致肢体功能障碍等问题也比较常见。封闭式负压引流技术近年来被广泛应用于各类急慢性创面的治疗[3],相关报道中均取得了较好的疗

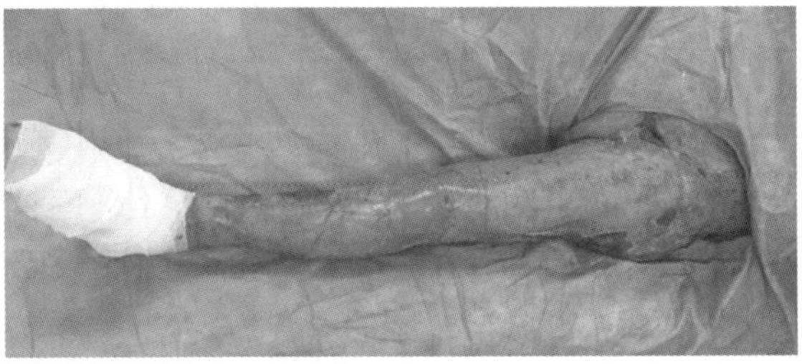

图 7　第二次手术清创 VSD 治疗后

VSD:封闭式负压引流技术

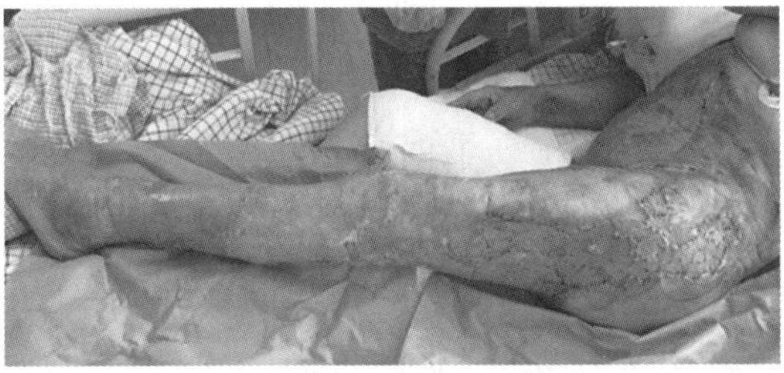

图 8　第三次手术植皮修复残余创面后,皮片成活良好

效[4,5]。其促进创面愈合的作用可从以下几个方面得以实现:充分彻底的引流,去除有毒坏死物质;改善局部血液循环,减轻水肿;促进创面肉芽组织的增生,加快创面愈合;减少创面组织中的细菌含量,隔绝外界细菌进入,有效减轻和控制感染[6,7]。在本组报道的病例中,我们将封闭式负压引流技术应用于大面积皮肤撕脱伤后缺损创面,极大地发挥了其促进创面愈合的优势,缩短了愈合时间,减少了换药次数,更能早期封闭创面,早期功能锻炼,大大提高了后期的愈合质量[8-11]。在该组病例中,全部 13 例伤者在经过 1~3 次 VSD 治疗后均能达到手术修复条件,2 周内即实现基本创面覆盖,与传统换药治疗相比优势明显。除此之外,我们还将封闭式负压引流技术应用在撕脱皮肤原位回植之后的皮片固定上,观察发现,较传统的加压包扎或打包,该方法固定更妥帖,引流更通畅,皮片成活也更稳定。该组病例中,大部分原位回植的中厚或全厚皮片均能一次性成活,与该方法的使用不无相关,尤其是在臀部、肛周、头皮、手足等打包加压不方便进行的部位效果更为确切,优势亦更明显。

在本组病例的整个治疗过程中,我们充分利用烧伤外科自身的技术优点进行综合救治:早期根据烧伤科手掌法估算皮肤撕脱面积,按照烧伤补液公式结合病人具体情况,如心率、血压、尿量情况等,及时精确地进行补液、抗休克治疗;在急诊手术处理中利用烧伤外科技术制作中厚皮片、全厚皮片并进行打孔引流;后期修复过程中灵活应用头皮取皮术、大张网状皮移植、异体皮镶嵌自体皮移植、脱细胞异体真皮结合自体刃厚皮移植、皮瓣移植等烧伤科创面封闭技术修复残余创面；在患者翻身困难时，还可以使用科室内的烧伤翻身床进行治疗，减少病人痛苦，方便护理；发现创面感染时，采用浸浴疗法换药；创面恢复过程中配合远红外线烧伤治疗仪促进愈合等。在上述诸等烧伤外科技术的合理使用下本组患者得到了较好的治疗效果，也证实了烧伤外科技术在大面积皮肤撕脱伤创面治疗中有其独特的优势[12]。

值得强调的是，急诊大面积的皮肤撕脱伤常常伴发多个部位的各种深部组织器官的损伤，往往需要多学科会诊、联合救治，方可取得良好的效果。在本组患者中，2 例由普外科医师在急诊清创前行结肠造瘘，4 例由骨外科医师行骨折内固定，2 例并发尿道损伤的由泌尿外科医师行尿道会师、膀胱造瘘术。正是这些前期工作的顺利完成为患者争取了时间，也为笔者科室的急诊手术治疗打下了基础，保证了生命器官的安全。

大面积皮肤撕脱伤作为临床常见的严重外伤，治疗一直比较复杂，愈合质量也不佳，给患者造成了极大的痛苦。我们的临床实践证明，合理应用封闭式负压引流技术结合烧伤外科的技术特点治疗急诊严重大面积皮肤撕脱伤，可以缩短愈合时间，改善愈合质量，减少病人痛苦，值得临床推广。

参考文献

[1] 成亮，柴益民.肢体皮肤撕脱伤的治疗进展.中国修复重建外科杂志，2010，24(6)：758-760.

[2] 邱广伟，孙志刚，崔永珍，等.肢体大面积皮肤撕脱伤的临床治疗.中华损伤与修复杂志：电子版，2014，9(5)：524-527.

[3] Caitlin SG, John SS. What's new in wound treatment: a critical appraisal. Diabetes Metab Res Rev, 2016, 32(Suppl. 1): 268-274.

[4] Ellis G. How to apply vacuum-assisted closure therapy. Nurs Stand, 2016, 30(27): 36-39.

[5] Schiestl C, Neuhaus K, Biedermann T, et al. Novel treatment for massive lower extremity avulsion injuries in children: slow, but effective with good cosmesis. Eur J Pediatr Surg, 2011, 21: 106-110.

[6] Zhou ZY, Liu YK, Chen HL, et al. Prevention of surgical site infection after ankle surgery using vacuum-assisted closure therapy in high-risk patients with diabetes. J Foot Ankle Surg, 2016, 55(1): 129-131.

[7] Karaca S, Kalangos A. The vacuum-assisted closure (V.A.C) system for surgical site infection with involved vascular grafts. Vascular, 2015, 23(2): 144-150.

[8] Morykwas MJ, Simpson J, Punger K, et al. Vacuumassisted closure: state of basic research

and physiologic foundation. Plast Reconstr Surg, 2006,117:121S-126S.
[9] Niezgoda JA. The economic value of negative pressure wound therapy. Ostomy Wound Manag, 2005,51:44S-47S.
[10] Kaplan M, Daly D, Stemkowski S. Early intervention of negative pressure wound therapy using vacuum-assisted closure in trauma patients: impact on hospital length of stay and cost. Adv Skin Wound Care,2009,22:128-132.
[11] 李明华,刘进辉.VSD 在皮肤撕脱伤的应用.中国医疗美容,2015,5:53-55.
[12] 郭正东,梁智,林海波,等.负压封闭引流联合烧伤外科技术在治疗大面积皮肤撕脱伤中的应用.中国医学创新,2015,12(14): 139-141.

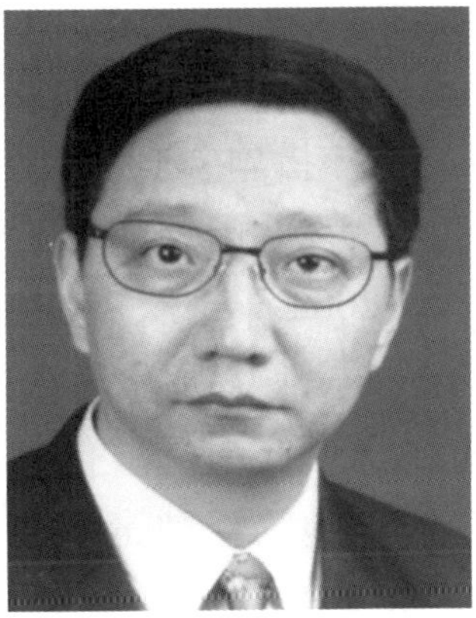

姜笃银 主任医师,博士生导师,山东大学第二医院整形烧伤科和急诊科主任,兼任中华医学会组织修复与再生分会委员,中国医学救援协会灾害救援分会常务理事,中国老年医学学会烧创伤分会常委,中国微生物学会微生物毒素专业委员会委员,中国研究型医院学会美容医学分会常委,山东预防医学会第三届理事会理事暨中毒与急病救治委员会主任委员,山东省医学会创伤医学分会副主任委员,山东省中西医结合学会急诊医学分会副主任委员,山东省医师协会急救医学医师分会副主任委员,中国期刊源遴选专家,国家级继续医学教育项目(烧伤外科)评审专家,国家、卫计委、教育部和山东省等多省自然科学基金和科技进步奖评委。

在专业学术期刊发表论文 160 余篇(其中第一作者和通讯作者 110 余篇,SCI 收录 11 篇)。获国家科学技术进步奖二等奖 2 项,中华医学科技奖三等奖 1 项,省部级科技进步奖一等奖 1 项、二等奖 2 项。主编《急救医学》《创烧伤整形外科查房实录》和《人体组织工程学概论》,副主编《现代瘢痕学》《慢性难愈性创面防治理论与实践》和《复合皮移植》等著作,获国家发明专利 3 项和发明奖 2 项。

以细菌主要病原体相关分子模式为靶标的脓毒症防治策略

郑 江

第三军医大学第一附属医院综合实验研究中心

一、引言

脓毒症(sepsis)是烧伤、创伤等患者常见的致命性并发症,尽管各种抗感染和支持治疗手段不断进步,但是脓毒症仍然缺乏十分理想的治疗措施,现已成为感染患者死亡的主要原因。目前,全球每年有1900万脓毒症病例,因该病死亡的人数超过前列腺癌、乳腺癌和艾滋病致死人数的总和[1]。2002年,欧洲危重病医学学会、美国危重病医学学会和国际脓毒症基金会发表《巴塞罗那宣言》,提出"拯救脓毒症运动"倡议,希望能在5年内将脓毒症病死率降低25%。但时至今日,脓毒症的发病率和病死率并未得到显著改观,如何有效地治疗脓毒症依然是医学界孜孜追求的目标。

二、脓毒症的认识现状

早在公元前400年,古希腊希波克拉底即提出了sepsis的概念,但其确切定义却在学术界历经了漫长的讨论。在过去相当长的时间内,感染(infection)、败血症(septicemia)及脓毒症等概念常常被混淆,其中败血症强调的是机体血液中存在病原体的生长、繁殖,并且产生毒素。1972年,Thomas指出脓毒症患者组织器官损伤和死亡并非病原体直接所致,而是由于机体的免疫应答引发的过度炎症反应所造成的[2]。临床研究也发现脓毒症患者体内是否有存活的病原体与其预后并不直接相关,对此,Meakins提出了"非菌血症性临床感染"(non-bacteremic clinical sepsis)的概念[3]。所以,将此类疾病描述为"败血症"是不准确的。1991年,美国危重病医学学会和美国胸科医师学会联席会议首次明确了sepsis(脓毒症)的定义,即由感染因素导致的全身性炎症反应综合征(systemic inflammatory response syndrome, SIRS),并建议不再使用septicemia(败血症)。国内学术界也逐渐摒弃败血症,而采用脓毒症一词[4]。

在明确了脓毒症定义的同时，有关脓毒症发生机制的认识也取得了本质性的进展。由于脓毒症是机体对病原体的免疫应答产生的炎症反应，因此脓毒症过去被认为是一种介质病。1989 年，Janeway 提出模式识别受体（pattern recognition receptors, PRR）假说，认为在宿主识别入侵病原体的过程中，宿主体内存在一类能够识别病原体特有的结构分子并介导天然免疫识别的受体，从而引发宿主的炎症反应[5]。病原体特有的这种结构分子被命名为病原体相关分子模式（pathogen-associated molecular patterns, PAMP），而相应的受体则称为模式识别受体（PRR）。1996 年，Hoffmann 发现 Toll 基因；1998 年，Beutler 证实宿主体内存在识别细菌脂多糖（lipopolysaccharide, LPS）的 Toll 样受体 4（Toll-like receptor 4, TLR4），证实了 PRR 的存在，并揭示了 PRR 结合与识别 PAMP 是激活天然免疫反应的关键始动环节[6]。随着更多 PRR 和 PAMP 的发现和认识，模式识别理论逐渐完善和形成，其核心在于机体天然免疫系统中存在一类跨膜受体和胞内受体（PRR），而病原体中则存在一类进化上高度保守的结构分子（PAMP），如革兰阴性（G^-）菌的 LPS、鞭毛抗原，革兰阳性（G^+）菌的肽聚糖（peptidoglycan, PGN）、脂磷壁酸（lipoteichoic acid, LTA），G^+菌和 G^-菌共有的非甲基化 CpG DNA、病毒单链或双链 RNA 以及酵母多糖等。人体天然免疫系统可依靠有限的 PRR（如 Toll 样受体和 Nod 样受体）识别广泛存在于各种病原体中的 PAMP。因此，脓毒症发生的本质是病原体侵入机体后，病原体的 PAMP 被机体的 PRR 识别所引发的过度炎症反应。尽管炎症反应的目的在于清除入侵的病原体，但是在 PAMP 的持续刺激下，炎症细胞过度活化，分泌大量炎症介质，引发补体活化、白细胞迁移、内皮细胞活化、血管内凝血等效应，最终造成组织器官损伤和功能障碍。当上述损害危及生命时，机体通过中枢高级的神经体液负调控，使免疫系统出现中性粒细胞麻痹、Th1 细胞向 Th2 细胞转化、淋巴细胞和树突状细胞凋亡等，导致免疫功能抑制，造成感染迁延或二重感染发生，进一步危及生命安全[7, 8]。模式识别理论标志着对脓毒症的认识和研究进入新的阶段，在此基础上有望开发出针对性的、更为有效的治疗手段。

三、脓毒症的治疗药物

2004 年，来自全球多个学术组织的专家共同制定了《重症脓毒症和脓毒性休克治疗国际指南》（International Guidelines for Management of Severe Sepsis and Septic Shock），并于 2008 年和 2012 年进行了两次修订。国内也制定了《中国严重脓毒症/脓毒性休克治疗指南（2014）》。上述指南均推荐早期感染控制（如抗菌药物）和支持治疗（如液体疗法、血管活性药物、呼吸支持等）。然而，尽管抗感染和器官支持手段不断进步，脓毒症的治疗水平却未得到显著的提升。甚至有研究发现即使抗生素能够控制感染,但许多抗生素如β-内酰胺类和氨基糖苷类抗生素等,在有效杀灭细菌的同时也会诱导PAMP的释放,在感染情况严重时反而加重病情[9]。为了寻找治疗脓毒症的有效手段,人们也在不断寻找新的抗脓毒症药物。在模式识别理论诞生以前,基于脓毒症是一种过度炎症反应(介质病)的认识,人们采取了抗炎症介质、纠正凝血系统紊乱以及增强免疫应答等多种拮抗措施,如TNF-α拮抗剂BAY x 1351、MAK 195F、Lenercept、CytoFab(AZD9773),IL-1拮抗剂rhIL-1ra,血小板活化因子抑制剂Lexipafant、Pafase,一氧化氮合成酶抑制剂546C88,磷脂酶A2抑制剂LY315920NA/S-5920,抗凝剂重组人活化蛋白C(Xigris),静脉注射用免疫球蛋白ivIgG以及重组人粒细胞集落刺激因子rh-GCSF等,但均以失败告终。Xigris是唯一曾获得美国FDA批准进入临床使用的抗脓毒症药物,也已宣告无效[10]。国内曾批准复方中药注射剂"血必净"用于治疗脓毒症,临床研究的荟萃分析显示血必净在改善脓毒症患者的炎症反应、凝血功能及降低病死率等方面有一定疗效,但作用机制尚不明确[11]。模式识别理论指出,脓毒症是机体免疫、凝血、神经内分泌等多系统参与的复杂炎症反应,仅对其中某一环节进行干预难以发挥有效作用[12]。同时,机体免疫应答的初衷是为清除入侵的病原体,如果对其进行拮抗,可能反而不利于机体对病原体的清除,这可能是既往针对机体自身因素的防治策略未能取得成功的重要原因。基于PRR识别PAMP,介导炎症反应细胞活化,引发过度的炎症反应是触发脓毒症的首要环节,因此针对病原体因素,即从源头拮抗PAMP,阻断其与PRR的结合,从根本上切断后续炎症效应,可能是一种理想的防治策略。

最早被作为拮抗药物研究对象的PAMP是LPS。LPS是G^-菌外膜最主要的组成成分,也是最早发现的一种PAMP。其中,lipid A是其结构中最保守也是构成毒力的核心部位。20世纪70年代,研究发现G^-菌感染患者血清中存在一种抗LPS抗体,1982年,Elizabeth等证实这种抗体可以降低G^-菌感染脓毒症患者的病死率[13]。但受制于当时的抗体制备技术,未能开展更广泛和深入的研究。随着单克隆抗体技术的发展,人们开始制备抗LPS抗体。1984年,Nelson等以*E. coli* J5菌株的LPS为靶点成功制备出人源IgM型单克隆抗体HA-1A(Centoxin),在临床前动物模型和临床研究中对G^-菌脓毒症具有治疗作用,于1990年在欧洲和日本上市[14]。但是,上市后的多次临床研究显示HA-1A并无明显疗效,美国FDA拒绝了HA-1A的上市申请,随后该药在其他国家退市。后来研究发现,HA-1A不仅与lipid A结合,还与多种疏水配体如脐带血红细胞表面i抗原、单链DNA以及心磷脂等结合,可能是影响其有效性的重要原因[15]。同期另一鼠源单克隆抗体Edobacomab也在临床试验中宣告无效。人杀菌性/通透性增加蛋白(bacterial permeability-increasing protein,BPI)是人体中性粒细胞产生的重要抗菌蛋白。它具有抗 G^-菌和中和 LPS 的双重活性。美国 Xoma 公司对 BPI 进行结构改造,制备出保持原有活性的肽段 $rBPI_{21}$。$rBPI_{21}$在临床试验中能够降低病死率,特别是对创伤出血和儿童脑膜炎球菌脓毒症效果较好,但尚无最终成功的报道[16]。处于研究中的同类型药物还有 LPS 结合蛋白(LPS-binding protein,LBP)、鲎抗 LPS 因子模拟肽以及多种阳离子抗菌肽等,也均未获得成功。多黏菌素 B(polymyxin B,PMB)也是一种既能抗菌又能中和 LPS 的抗生素,但具有严重的肾毒性和神经毒性。长期以来,人们一直在寻找高效低毒的 PMB 衍生物,但尚未成功。另一方面,有研究者将 PMB 固定在高分子材料上进行血液灌流,既可吸附 LPS 又避免了 PMB 直接进入血液带来的毒性问题,在日本临床广泛应用,并正在美国进行临床试验[17]。除此以外,具有直接拮抗 LPS 作用的药物,如牛磺罗定(Taurolidine)、磷脂乳剂 GR270773、碱性磷酸酶、重组人乳铁传递蛋白(Talactoferrin)等也进入了临床试验,但只有碱性磷酸酶取得了较好的效果,目前正在进行多中心Ⅱ期临床试验[18]。

除直接中和 LPS 的药物,还有一种拮抗 LPS 的药物——TLR 受体阻断剂。这类药物并不直接中和 LPS,而是与 LPS 竞争性结合其受体 TLR4,阻断 LPS 介导的细胞活化,代表性的药物如 Eritoran。临床试验显示 Eritoran 对高风险患者有效(低风险患者反而不利),但是最终临床试验仍告失败[19]。Eritoran 失败的重要原因可能是干扰 TLR4 对 LPS 的识别也影响到机体对 G^-菌的清除,对机体同样不利。这再次说明,直接拮抗 PAMP 这一“外来因素”可能才是治疗脓毒症的希望所在。

除了 LPS,其他 PAMP 在脓毒症中的作用也引起广泛重视,出现许多新的抗 PAMP 药物。比如 Altastaph 是一种抗金黄色葡萄球菌荚膜多糖的人源抗体,用于金黄色葡萄球菌感染脓毒症的辅助治疗,但是在临床试验中并未获得预期疗效[20]。此外,以 LTA 为靶标开发的一种人源嵌合单克隆抗体 Pagibaximab 在临床试验中也未显现明显效果[21]。近年来,根据 CpG DNA 序列特征设计的抑制性 CpG ODN 在临床前研究中显示出良好前景,但尚未进入临床试验[22]。

四、以细菌主要 PAMP 为靶标的脓毒症防治策略

尽管认识到 PAMP 是诱发脓毒症的始动因素,但似乎目前针对各种 PAMP 的药物并未取得理想效果。实际上,在感染过程中病原体释放的 PAMP 是多样化的,比如在 G^-菌感染中产生的 PAMP 不仅有 LPS,还包括 CpG DNA 和鞭毛抗原等,G^+菌感染产生的 PAMP 则包括 PGN、LTA 以及 CpG DNA 等。研究已经表明这些 PAMP 毒力相当,可单独或协同诱导脓毒症的发生[23]。显然,仅以某一

种 PAMP 为靶标,难以达到有效治疗脓毒症的目的。

脓毒症的病原体流行病学调查显示,导致脓毒症的病原体 90%以上为细菌,而细菌产生的 PAMP 又以 LPS、CpG DNA 和 PGN 含量最多、分布最广。因此,抓住主要矛盾和矛盾的主要方面,应以细菌主要的 PAMP——LPS、CpG DNA 和 PGN 为靶标,寻找有效的拮抗药物。基于这一指导思想,我们将生物传感器技术应用于传统中药的筛选和有效成分的垂钓,建立了以细菌主要 PAMP 为靶标的中药筛选技术平台,对 140 多种中药进行了筛选和分离,获得了数十个活性单体或有效部位,如具有抗 LPS 活性的 1,2,3,4,6-O-五没食子酰-β-D-葡萄糖、2′,5,6′,7-四羟基二氢黄酮醇、栀子苷等,具有抗 CpG DNA 活性的大黄素,以及同时具有抗 LPS 和 CpG DNA 活性的大黄酸和苦柯胺 B(kukoamine B, KB)。实验显示,大黄酸能够显著抑制 LPS 和 CpG DNA 刺激 RAW264.7 细胞释放 TNF-α 等细胞因子[24]。KB 在体、内外对 LPS 和 CpG DNA 均具有显著的拮抗作用,能够与 LPS 和 CpG DNA 高亲和力结合,阻断它们与相应受体的结合,从而抑制炎症细胞活化,达到阻断炎症反应的目的,可降低脓毒症模型动物血中 LPS 水平,减少 TNF-α、IL-6 及 HMGB1 的产生,缓解酸中毒,改善凝血功能,对心、肝、肺、小肠和肾脏等重要脏器具有保护作用,提高生存率[25]。目前,KB 正在进行健康志愿者多次给药的 I 期临床研究。有关 KB 的研究是对以细菌主要 PAMP 为靶标的脓毒症防治策略的首次实践,具有探索性和创造性,可能为未来脓毒症的治疗提供可行的解决方案。

五、结语

随着人们对脓毒症认识的深入,脓毒症的发生机制得以逐渐揭示,新的治疗靶标也将不断发现,如何将这些研究成果转化为有效的临床治疗手段成为当前面临的一项重要和紧迫的挑战,需要人们的共同努力。脓毒症的防治研究任重道远。

参考文献

[1] Angus DC, van der Poll T. Severe sepsis and septic shock. N Engl J Med, 2013, 369(21): 2063.

[2] Thomas L. Germs. N Engl J Med, 1972, 287(11): 553-555.

[3] Meakins JL, Wicklund B, Forse RA, et al. The surgical intensivecare unit: current concepts in infection. Surg Clin North Am, 1980, 60(1): 117-132.

[4] 中国医师协会烧伤医师分会《烧伤感染诊治指南》编辑委. 烧伤感染的诊断标准与治疗指南(2012 版). 中华烧伤杂志, 2012, 28(6):401-403.

[5] Janeway CA Jr. Pillars article: approaching the asymptote? Evolution and revolution in im-

munology. Cold Spring Harb Symp Quant Biol, 1989, 54: 1-13.

[6] Poltorak A, He X, Smirnova I, et al. Defective LPS signaling in C3H/HeJ and C57BL/10ScCr mice: mutations in Tlr4 gene. Science, 1998, 282(5396): 2085-2088.

[7] Stearns-Kurosawa DJ, Osuchowski MF, Valentine C, et al. The pathogenesis of sepsis. Annu Rev Pathol, 2011, 6: 19-48.

[8] 姚咏明，林洪远. 脓毒症发病机制与诊治进展. 继续医学教育，2006, 20(24):35-40.

[9] Holzheimer RG. Antibiotic induced endotoxin release and clinical sepsis: a review. J Chemother, 2001, 13 (Spec No 1): 159-172.

[10] Williams SC. After Xigris, researchers look to new targets to combat sepsis. Nat Med, 2012, 18(7): 1001.

[11] 李娜，蒋林伟，俞璐，等. 血必净注射液治疗脓毒症的系统评价. 中国现代药物应用，2013, 7(22):8-11.

[12] 姚咏明，刘辉，盛志勇. 提高对神经-内分泌-免疫网络与创伤脓毒症的认识. 中华创伤杂志，2006, 22(8):561-564.

[13] Ziegler EJ, McCutchan JA, Fierer J, et al. Treatment of gram-negative bacteremia and shock with human antiserum to a mutant Escherichia coli. N Engl J Med, 1982, 307 (20): 1225-1230.

[14] Teng NN, Kaplan HS, Hebert JM, et al. Protection against gram-negative bacteremia and endotoxemia with human monoclonal IgM antibodies. Proc Natl Acad Sci USA, 1985, 82 (6): 1790-1794.

[15] Helmerhorst EJ, Maaskant JJ, Appelmelk BJ. Anti-lipid A monoclonal antibody centoxin (HA-1A) binds to a wide variety of hydrophobic ligands. Infect Immun, 1998, 66(2): 870-873.

[16] 蒋红丽，毛兵. 杀菌性/通透性增加蛋白的研究进展. 山东医药，2009, 49(20):111-112.

[17] 王亮，马晓春. 固定多黏菌素 B 纤维(PMX)灌流器吸附内毒素的研究进展. 中国血液净化，2010, 9(8):451-453.

[18] Pickkers P, Heemskerk S, Schouten J, et al. Alkaline phosphatase for treatment of sepsis-induced acute kidney injury: a prospective randomized double-blind placebo-controlled trial. Crit Care, 2012, 16(1): R14.

[19] Barochia A, Solomon S, Cui X, et al. Eritoran tetrasodium (E5564) treatment for sepsis: review of preclinical and clinicalstudies. Expert Opin Drug Metab Toxicol, 2011, 7(4): 479-494.

[20] Rupp ME, Holley HP Jr, Lutz J, et al. Phase II, randomized, multicenter, double-blind, placebo-controlled trial of a polyclonal anti-Staphylococcus aureus capsular polysaccharide immune globulin in treatment of Staphylococcus aureus bacteremia. Antimicrob Agents Chemother, 2007, 51(12): 4249-4254.

[21] Weisman LE, Thackray HM, Steinhorn RH, et al. A randomized study of a monoclonal antibody (pagibaximab) to prevent staphylococcal sepsis. Pediatrics, 2011, 128(2): 271-279.

[22] Wang L, Jiang W, Ding G, et al. The newly identified CpG-N ODN208 protects mice from challenge with CpG-S ODN by decreasing TNF-alpha release. Int Immunopharmacol, 2007, 7(5): 646-655.

[23] 周红, 刘鑫, 郑江. 脓毒症治疗——挑战与机遇并存. 第三军医大学学报, 2013, 35(2):91-94.

[24] Liu X, Cheng J, Zheng X, et al. Targeting CpG DNA to screen and isolate anti-sepsis fraction and monomers from traditional Chinese herbs using affinity biosensor technology. Int Immunopharmacol, 2009, 9(9): 1021-1031.

[25] Liu X, Zheng X, Wang N, et al. Kukoamine B, a novel dual inhibitor of LPS and CpG DNA, is a potential candidate for sepsis treatment. Br J Pharmacol, 2011, 162(6): 1274-1290.

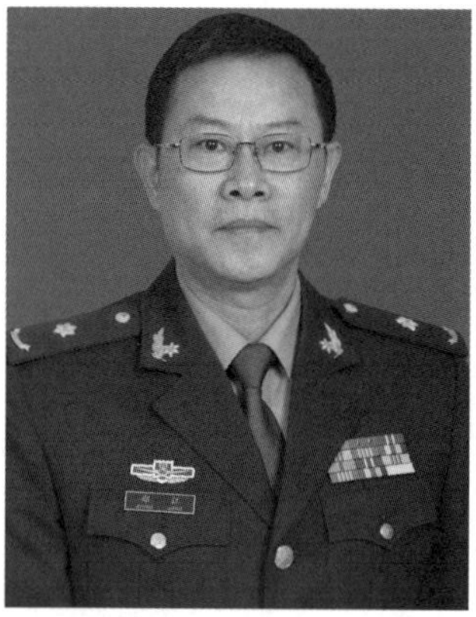

郑江 医学博士,研究员,博士生导师,中华医学会创伤学分会创伤感染学组副组长。

主要从事脓毒症发病机制与拮抗措施研究,先后主持国家重大新药创制科技重大专项、“973”子课题、“863”、国家自然科学基金、科技部国家新药研究基金、“十五”重大专项、重庆市新药创制重大科技专项重点攻关项目以及企业横向合作等 10 余项课题。完成多项新药相关研究,包括抗内毒素 BPI 模拟肽的设计与合成、高密度脂蛋白抗内毒素作用的临床前研究,以及基于中药活性成分开展的抗脓毒症药物筛选。提出以细菌主要病原体相关分子为靶标的抗脓毒症策略,建立了中药抗脓毒症活性成分的筛选和定向垂钓系统,累计完成了 100 多种中药的筛选研究,从中发现了大量活性先导化合物,其中,具有多靶标作用的苦柯胺 B 已成功开发进入临床试验。研究成果已获得国家发明专利 10 余项,欧洲、日本、加拿大等国外专利 4 项。发表学术论文 100 余篇,其中 SCI 论文 30 余篇,参编《细菌内毒素基础与临床》等学术专著 8 部。荣获国家科技进步奖二等奖等科技奖励。

表观遗传学与心血管疾病精准医学

江小霞 王常勇

军事医学科学院基础医学研究所前沿交叉学科研究室

一、引言

精准医学是综合应用现代遗传技术、分子影像技术、生物信息技术等现代科技手段集成用于传统医疗的系统工程。在人类基因组计划、蛋白质组计划以及生物大数据库构建的基础上,医生通过综合分析患者个体分子生物学信息和临床表型可以更好地了解疾病的成因,明确疾病相关基因的时空表达、表观遗传特点以及环境对健康的影响情况,实现对疾病的精准分类和诊断,从而制定最有效的治疗方案,达到治疗效果最大化、副作用最小化和资源最优化的目标。

目前常见的心血管疾病包括动脉粥样硬化、高血压、心力衰竭等,严重威胁人类健康。心血管疾病中有单基因遗传疾病、多基因遗传疾病;携带同样基因突变的患者病情却不一样,这种差异大多是由于环境或表观遗传因素造成的。随着基因检测技术的检测速度和效率的提高,许多与基因突变相关的心血管疾病借助于基因测序、分子诊断等技术得到了超早期确诊,同时,基因检测技术也用以指导治疗。然而,表观遗传学在疾病的预防、诊断和治疗的应用远远落后。相信随着表观遗传学研究的日新月异,必将大大推动心血管疾病精准医学的进程。下面就精准医学、表观遗传学及表观遗传学在心血管疾病精准医学中的应用进行综述。

二、精准医学

(一)精准医学的起源

2011 年美国医学界首次提出了“精准医学”的概念[1]。2015 年 1 月美国总统奥巴马在国情咨文中提出的“精准医学计划”旨在产生能够将精准医学概念转变为临床实践的科学证据,从而引领一个医学新时代[2]。

(二) 中国精准医学计划

“2015 清华大学精准医学论坛”的“会议指南”材料上为精准医学做了如下定义:“精准医学是集合现代科技手段与传统医学方法,科学认知人体机能和疾病本质,以最有效、最安全、最经济的医疗服务获取个体和社会健康效益最大化的新型医学范畴”。2015 年 3 月我国科技部召开了首届国家精准医学战略专家会议,启动精准医学项目,将其列为“十三五”健康保障发展问题研究的重大专项之一,上升为国家战略。精准医学正在成为医药大健康产业发展的驱动引擎。2016 年 1 月“中国人群精准医学研究计划”启动,该计划由北京基因组研究所牵头,由中国科学院多个院所参加的交叉学科团队将在今后 4 年内完成 4000 名志愿者的 DNA 样本和多种表现型数据的采集,并对其中的 2000 人进行深入的精准医学研究。精准医疗将改变现有的诊疗模式,为医学发展带来一场革命性的变化。

(三) 精准医学与个体化医学

个体化医学被认为是“医生对患同一疾病的每一个患者都需要根据其身体状况而进行针对性的治疗”。精准医学是以个体化医疗为基础,随着基因组测序技术快速进步以及生物信息与大数据科学交叉应用而发展起来的新型医学概念,本质上是通过基因组、蛋白质组等组学技术和医学前沿技术,对大样本人群与特定疾病类型进行生物标志物的分析与鉴定、验证与应用,从而精确寻找疾病产生的原因和治疗靶点,并对一种疾病不同状态和过程进行精确分类,最终实现对疾病和特定患者进行个体化精确治疗的目的,提高疾病预防与诊治的效益。总之,精准医学与传统的个体化医学最显著的区别是精准医学更具有个性化的特点,根据患者基因组或者其他分子水平的改变,准确靶向疾病的分子病因进行诊断和治疗。

三、表观遗传学

人类完成基因组测序已经十多个年头了,然而对于基因组信息特定时空表达程序的机制,仍未完全阐明。人体内各种细胞类型都具有相同的基因组,但表达的基因却截然不同。一个基因组是如何能够引导一组有限的基因在不同的细胞类型中以不同的水平表达,解答这一问题不仅对了解人类的发育机制至关重要,而且也是研究人群间表型变异和对许多人类疾病进行精准治疗的关键。

(一) 表观遗传学的机制

表观遗传学是研究在 DNA 序列没有改变的情况下,基因功能的可逆的、可遗传改变,包括 DNA 甲基化、组蛋白修饰、RNA 调节及染色质重塑等。表观遗传学有三层含义:① 不伴随 DNA 序列的变化;② 可遗传,即这类改变通过有丝分裂或减数分裂,以 DNA 甲基化和组蛋白修饰等形式在细胞或个体世代间遗传;③ 可逆性的基因表达调节。由于表观遗传的改变是可逆的,这就为疾病的治疗提供了新的方法。

1. DNA 甲基化

DNA 甲基化指在甲基转移酶催化下,DNA 中的胞嘧啶被选择性添加甲基,形成 5-甲基胞嘧啶[3]。最常见的 DNA 甲基化是基因启动子区 CpG 岛的甲基化。DNA 甲基化调控基因表达的功能基于其转录调控的能力,包括:① 甲基化直接抑制某些转录因子;② 甲基化影响其他表观遗传改变,如组蛋白修饰;③ 某些蛋白可特异性诱导去甲基化发生。

2. 组蛋白修饰

组蛋白修饰包括组蛋白的乙酰化、甲基化、磷酸化和泛素化等[4]。“组蛋白密码”假说认为,不同类型及组合的组蛋白修饰调节染色质结构和基因的转录,进而参与细胞、组织发育及疾病的发生发展。

3. RNA 调控

RNA 调控包括 miRNA、长链非编码 RNA 等的调控[5,6]。非编码 RNA 主要通过调节 DNA 甲基化和组蛋白修饰来促进或抑制靶基因表达。

4. 染色质重塑

染色质重塑即染色质结构的变化[7]。通过在基因启动子区域形成稳定的、不可接近的染色质结构可抑制基因转录;而形成转录因子容易接近的染色质结构则可激活转录。染色质重塑受到染色质重塑复合物的调控。染色质重塑复合物通过识别并结合共价修饰的组蛋白,调整 ATP 酶活性,并与特定的染色质和转录因子相结合,从而实现其靶向的生物学效应。

(二) 表观遗传学在精准医学中的应用

精准医学包括对疾病的精准诊断和精准治疗。DNA 甲基化和组蛋白修饰分析谱为患者的早期诊断提供了最可靠的生物标记物,同时也可用于预测患者的预后。理想的标记物应具有敏感性高,特异性好,测定方法精密、准确性高,操作方便等优点。表观修饰中作为分子标记研究和应用最多的是 DNA 甲基化。DNA 甲基化作为生物标记有其独特优势:如癌细胞以 DNA 甲基化状态及染色质修饰方式的改变为特征;甲基化特异性 PCR 和高效液相色谱检测速度快、敏感性高,可以检测到血液和尿液中微量循环癌细胞的甲基化状态;DNA 分子稳定,来源丰富[8]。DNA 甲基化修饰的改变在病人的诊断中发挥越来越重要的作用。除了诊断方面,已有研究证实表观遗传修饰改变,特别是基因启动子区 CpG 岛高甲基化具有作为预后标记物的潜能。此外有研究指出,全基因组组蛋白修饰水平与非小细胞肺癌患者的预后相关,如 H3K27 高甲基化的非小细胞肺癌患者存活率增加[9]。目前,表观遗传治疗药物主要包括 DNA 甲基转移酶抑制剂和组蛋白去乙酰化酶抑制剂等[10,11]。此类药物可通过诱导 DNA 去甲基化及组蛋白乙酰化等使沉默的基因重新活化,进而恢复重要的细胞信号通路。由于表观遗传药物对基因再表达的可逆性,将其与常规治疗联合应用对疾病的治疗具有更加重要的意义。

四、表观遗传改变与心血管疾病

近年来,心血管疾病、肿瘤、2 型糖尿病及代谢综合征,被认为是受表观遗传规律控制的人类重要疾病[12]。表观遗传学在阐明基因和环境相互作用,并改变疾病进程方面发挥了重要作用。对心血管疾病的表观遗传学机制深入研究,有利于制定心血管疾病的有效防治策略;同时表观遗传变化的可逆性,为采用表观遗传药物、控制饮食及其他环境手段干预心血管疾病的进程提供了新的方法。

(一) DNA 甲基化异常与心血管疾病

动脉粥样硬化(atherosclerosis,AS)是冠心病等主要心血管疾病的病理始动原因。研究发现,高半胱氨酸水平影响 DNA 的甲基化反应,DNA 低甲基化促使血管平滑肌细胞增殖及纤维沉积,所以高半胱氨酸水平是导致 AS 的诱发因素。动物实验结果显示,亚甲基四氢叶酸还原酶缺陷小鼠出现了高半胱氨酸水平、低 DNA 甲基化现象,并伴随主动脉脂质沉积和脂肪纹等早期 AS 症状。DNA 甲基化多态现象的出现早于组织学改变,为调节半胱氨酸水平治疗 AS 提供了表观遗传依据[13]。除了 DNA 低甲基化,AS 过程还伴随 DNA 或组蛋白超甲基化现象。内皮细胞型一氧化氮合酶(endothelial nitric oxide synthase, eNOS)具有抗 AS 的作用。研究发现,内皮细胞中 eNOS 基因启动子呈低甲基化水平,而在血管平滑肌细胞中则呈高甲基化水平,并且在 eNOS 基因启动子区还发现乙酰 H3、H4 及三甲基化的 H3K4,推测甲基化水平及组蛋白修饰的不同导致了 eNOS 表达水平的差异,同时,这些修饰可随环境变化而变化[14]。可见,表观遗传改变导致的 AS 受饮食、环境等因素的调控,这为 AS 的预防、诊断和治疗提供了有效的方法。

(二) 组蛋白修饰异常与心血管疾病

心肌细胞中关键组蛋白的乙酰化可导致心肌肥大和心力衰竭。采用差别染色质扫描术(differential chromatin scanning,DCS)可检测基因组的乙酰化程度。

DCS 可检测出用组蛋白去乙酰化酶(histone deacetylase enzymes,HDAC)抑制剂曲古抑菌素处理的胚胎心肌细胞有多个 HDAC 作用位点,这些位点包括在心肌细胞生长、分化和功能中发挥重要作用的基因[15]。这一发现为心肌肥大及心力衰竭的治疗提供了可能的靶点。血流的剪切力(shear stress,SS)对内皮细胞的功能、胚胎干细胞的分化、小鼠及斑马鱼胚胎心脏发育有不容忽视的影响[16]。血液流变可通过表观遗传学机制影响心脏构建,如果 SS 不足会导致心室和瓣膜畸形[17]。进一步研究证实,SS 可影响赖氨酸 H3 组蛋白的乙酰化、丝氨酸的磷酸化和赖氨酸的甲基化,并可促进血管内皮生长因子受体 2 启动子的转录,从而引起心血管特有蛋白的早期表达。血液流变通过表观遗传机制影响细胞分化和功能以及心脏构建充分表明遗传和环境相互作用影响子代发育的规律。

(三) RNA 调控异常与心血管疾病

RNA 调控包括 miRNA、长链非编码 RNA 等的调控[18]。长链非编码 RNA 在 X 染色体失活的失活调控中是必不可少的,而且在心脏发育中发挥重要作用。越来越多的研究显示,miRNA 表观调控心血管疾病的进程,如在肺动脉高压的小鼠模型中抑制 miR-21 能减少右心室收缩压,但未能减少缺氧引起的右心室肥厚,而抑制 miR-17 对心脏的影响更大[19,20]。敲除 miR-145 能显著减少血管重构和右心室功能不全。其他的 miRNA 也同样被证明可以调节心血管疾病中的血管重塑。miRNA 的重要性与日俱增,是复杂心血管疾病表型的关键调节器,有望成为治疗靶标。

(四) 染色质重塑异常与心血管疾病

染色质重塑对于基因表达的调控已越来越受到关注。如 SWI/SNF 染色质重塑复合物的主要功能亚基 Brg1 对 Adamts1 基因表达起到抑制作用,以维持心肌细胞外基质的稳定,促进肌小梁的发生并防止心胶质的过早退化[21]。Brg1 还可以与多种 HDACs 和多聚 ADP-核糖聚合酶结合,维持 β-MHC 的表达以适应胎儿期低压力负荷状态下的心功能。此外,Brg1 还可以与多种转录因子形成交互性的调控作用,如 Tbx5、GATA4 及 Nkx2.5 等[22]。因此,染色质重塑复合物通过调控基因的表达参与心脏发育及多种心血管疾病的病理过程,而且其在不同的病理进程中体现出不同的调控机制。

五、展望

表观遗传学被认为是新世纪的生命科学焦点之一。结合表观遗传学理论及高通量表观基因组绘图技术,进一步研究饮食、环境改变所致心血管疾病中

DNA 甲基化、组蛋白修饰和染色体重塑等表观遗传学规律,将有助于我们了解基因—环境相互作用的心血管疾病发生机理,进而指导心血管疾病的治疗和新药的研发,推进精准医学的进程。

参考文献

[1] National Research Council (US) Committee on A Framework for Developing a New Taxonomy of Disease. Toward precision medicine: building a knowledge network for biomedical research and a new taxonomy of disease. Washington (DC): National Academies Press (US),2011.

[2] Collins FS, Varmus H. A new initiative on precision medicine. N Engl J Med,2015,372:793-795.

[3] Auclair G, Weber M. Mechanisms of DNA methylation and demethylation in mammals. Biochimie,2012,94:2202-2211.

[4] Strahl BD, Allis CD. The language of covalent histone modifications. Nature, 2000,403:41-45.

[5] Bartel DP. MicroRNAs: target recognition and regulatory functions. Cell, 2009,136:215-233.

[6] Piccoli MT, Bar C, Thum T. Non-coding RNAs as modulators of the cardiac fibroblast phenotype. J Mol Cell Cardiol,2016, 92:75-81.

[7] Li B, Carey M, Workman JL. The role of chromatin during transcription. Cell,2007,128:707-719.

[8] Mulero-Navarro S, Esteller M. Epigenetic biomarkers for human cancer: the time is now. Crit Rev Oncol Hematol,2008,68:1-11.

[9] Chen X, Song N, Matsumoto K, et al. High expression of trimethylatedhistone H3 at lysine 27 predicts better prognosis in non-small celllung cancer. Int J Oncol,2013,43:1467-1480.

[10] Yan W, Guo M.Epigenetics of colorectal cancer. Methods Mol,2015,1238:405-424.

[11] Tsai HC, Li H, Van Neste L, et al. Transient low dose of DNA-demethylating agents exert durable antitumor effects on hematological and epithelial tumor cells, Cancer Cell,2012,21:430-446.

[12] Martinez SR, Gay MS, Zhang L. Epigenetic mechanisms inheart development and disease. Drug Discov Today, 2015,20:799-811.

[13] Lund G, Andersson L, Lauria M, et al. DNA methyla-tion polymorphisms precede any histological sign of ather-osclerosis in mice lacking apolipoprotein E.J Biol Chem,2004,279:29147-29154.

[14] Fish JE, Yan MS, Matouk CC, et al. Hypoxic repression of endothelial nitric-oxide synthase transcription is coupled with eviction of promoter histones. J Biol Chem,2010,285:

810-826.

[15] Kaneda R,Ueno S,Yamashita Y,et al. Genome-wide screening for target regions of histone deacetylases in cardiomyocytes. Circ Res,2005,97:210-218.

[16] Illi B, Scopece A, Nanni S,et al. Epigenetic histone mod-ification and cardiovascular lineage programming in mouse embryonic stem cells exposed to laminar shear stress. Circ Res,2005,96:501-508.

[17] Hove JR, Koster RW, Forouhar AS, et al. Intracardiac fluid forces are an essential epigenetic factor for embryonic cardiogenesis. Nature,2003,421:172-177.

[18] Greco CM, Condorelli G. Epigenetic modifications and noncoding RNAs in cardiac hypertrophy and failure. Nat Rev Cardiol,2015,12:488-497.

[19] Thum T, Catalucci D, Bauersachs J. MicroRNAs: novel regulators in cardiac development and disease. Cardiovasc Res,2008,79:562-570.

[20] Ji R, Cheng Y, Yue J. MicroRNA expression signature and antisense-mediated depletion reveal an essential role of MicroRNA in vascular neointimal lesion formation. Circ Res, 2007,100:1579-1588.

[21] Stankunas K, Hang,CT, Tsun ZY, et al. Endocardial Brg1 represses ADAMTS1 to maintain the microenvironment for myocardial morphogenesis. Dev Cell,2008,14: 298-311.

[22] Alexander JM, Hota SK, He D, et al. Brg1 modulates enhancer activation in mesoderm lineage commitment. Development,2015,142:1418-1430.

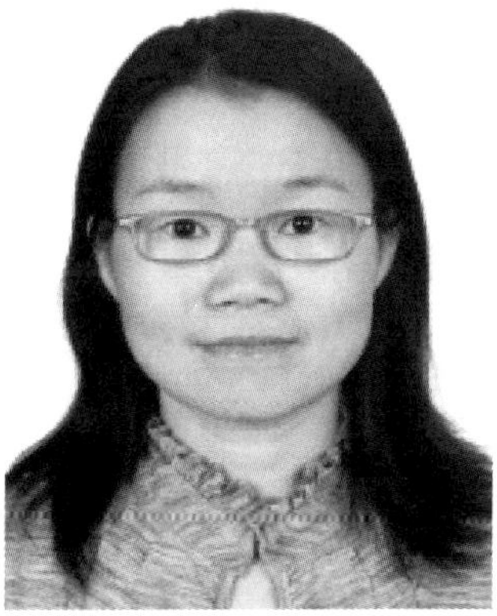

江小霞 博士,硕士生导师,军事医学科学院副研究员,中国生理学会血液学专业委员会青年委员,中国老年保健医学研究会现代医疗保健研究分会委员。

作为第一负责人完成国家自然科学基金青年科学基金 1 项,承担国家自然科学基金面上项目 1 项,北京市自然科学基金面上项目 1 项。参与多项国家“863”“973”、国家自然科学基金重点项目等。共发表论文 40 多篇,其中国际期刊论文 20 多篇,影响因子(IF)累计 136,其中以第一作者或通讯作者发表 SCI 收录论文 10 篇,包括 *Scientific Reports*(2016,2015,IF: 5.58),*Biomaterials*(2015,IF:8.31),*Immunity*(2011, IF: 24.22),*Blood*(2005, IF:10.13)等。相关研究获得了较高的国际同行认可,SCI 论文总引用次数达 1200 多次,其中作为第一作者单篇最高被引用次数660多次。荣获第107次中国青年科学家论坛优秀论文奖(2006年),获国家科学技术进步奖一等奖1项(2014年)。申请专利10项,7项获得授权,3项已公开。

肠腔隔绝技术在肠空气瘘中的应用

王革非

南京军区南京总医院

一、引言

腹腔开放(open abdomen,OA)是救治严重创伤、重度腹腔感染、腹腔间室综合征的重要治疗手段。腹腔开放后需要用到临时腹腔关闭技术(temporary abdominal closure,TAC),然而TAC仍有不少问题尚未解决,如需要大量的医疗护理工作,引起腹壁缺损、腹腔内脏器膨出以及形成肠空气瘘(enteroatmospheric fistulae,EAF),尤其是一旦发生EAF则成为临床上治疗的噩梦。EAF是随着腹腔开放应用后出现的一种新型消化道瘘,其特点是肠管破裂直接与空气相通,瘘口周围没有软组织、皮肤的覆盖,因此肠外瘘以及创面感染是治疗的难点[1,2]。文献报道腹腔开放后肠空气瘘的发生率为25%,死亡率为42%[3]。

EAF的危害主要体现在肠液的丢失会导致水、电解质、酸碱平衡等内环境的紊乱并引发营养不良,同时肠液的污染腐蚀会导致开放创面的感染,严重者甚至会引起全身性感染。目前文献报道的处理方式分二类:一类是肠瘘口内放置引流管进行被动引流,另一类是在瘘口套置造口袋,引流肠液(相当于造口)[4-8]。这两类方法主要是着眼于引流肠液、保持创面清洁,但是肠液的丢失引起的内环境紊乱以及营养不良,没有很好的治疗手段。

在治疗肠皮肤瘘(enterocutaneous fistulae,ECF)的过程中我们积累了大量的经验,为了控制ECF患者的肠液瘘出,黎介寿院士发明了片堵法。对ECF患者应用片堵法可以临时恢复肠道的连续性,避免肠液外溢,从而起到肠腔隔绝的作用,这样就可以不用引流肠液,轻松实施肠内营养,为择期确定性手术创造条件[9]。

相较于ECF,虽然EAF瘘口周围为腹腔开放创面,缺少上皮组织的覆盖,但是应用片堵法进行肠腔隔绝同样适用于EAF,尤其是片堵后没有肠液经EAF瘘口流出,从而可以更轻松地控制腹腔开放创面的感染[10]。

二、资料与方法

(一)一般资料

自 2010 年 1 月至 2015 年 12 月,我们选择了 22 例 EAF 患者使用片堵进行肠腔隔绝,其中男性 16 例、女性 6 例,年龄介于 46.2±17.3 岁。原发疾病中创伤后出现的腹腔开放合并 EAF 有 10 例,占 45.5%,其他包括炎症性肠病和小肠穿孔各 4 例、肠道恶性肿瘤和肠扭转各 2 例。22 例中有 15 例是因为腹腔开放后实施临时关腹措施后肠管磨损、肠壁损伤出现了 EAF,另 7 例为延迟性肠破裂或者吻合口导致腹腔感染、腹壁切口裂开形成腹腔开放,瘘口暴露于开放创面形成 EAF。

(二)治疗方法

我们应用的是薄层硅胶片,中间衬的是聚丙烯网片,厚度约 1 mm。这种硅胶堵片的优点是具有一定的弹性,放置于肠腔后可以沿着肠腔内壁舒展开,贴附于肠腔内壁,防止肠液经瘘口流出,从而起到临时恢复肠道连续性的目的。同时为了防止堵片在肠腔内的移位,我们在堵片中间部位缝线吊置于瘘口上方。

进行片堵前需要明确远端肠管的通畅性。如果瘘口远端肠管存在梗阻,进行 EAF 瘘口的肠腔隔绝可能诱发肠梗阻症状,使得片堵失败。另外,放置堵片前还需要明确瘘口远近段肠管的走形、肠腔的大小,并根据肠管的走形及肠腔的大小修剪堵片,使堵片能与瘘口两侧的肠腔内壁紧密贴附。堵片放置后为防止堵片移位,需要吊置堵片。吊置堵片时需要注意吊置的力度,防止力度过大,引起肠管的缺血甚至形成新的肠瘘。图 1 是我们目前临床上使用的硅胶堵片,为了能够经 EAF 瘘口放置于肠腔,我们将硅胶堵片卷曲成小管状,这样就可以减少放置过程中对瘘口肠壁的损伤。

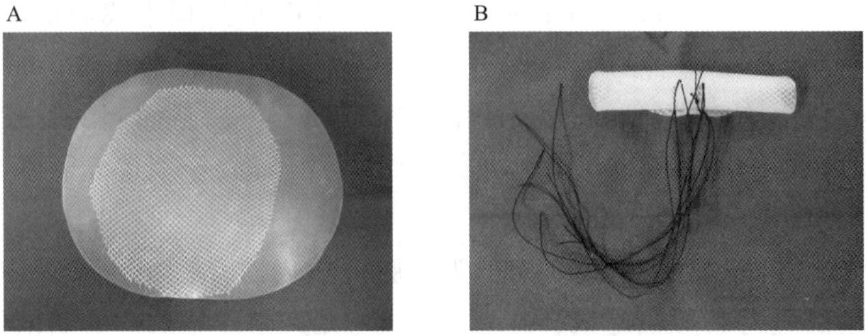

图 1 A,堵片是一片柔软的薄层硅胶片,中间层为聚丙烯网片;B,为了能够顺着 EAF 瘘口放置于肠腔,将硅胶软片卷曲

成功实施 EAF 的片堵后，相当于以堵片替代瘘口处缺损肠壁起到肠腔隔绝的作用，从而恢复肠道的连续性，不需要引流肠液，同时可以保持腹腔开放创面的清洁，最关键的是可以恢复并充分利用肠内营养，从而让 EAF 的治疗简化，并为最终的确定性手术创造条件（图 2、3）。

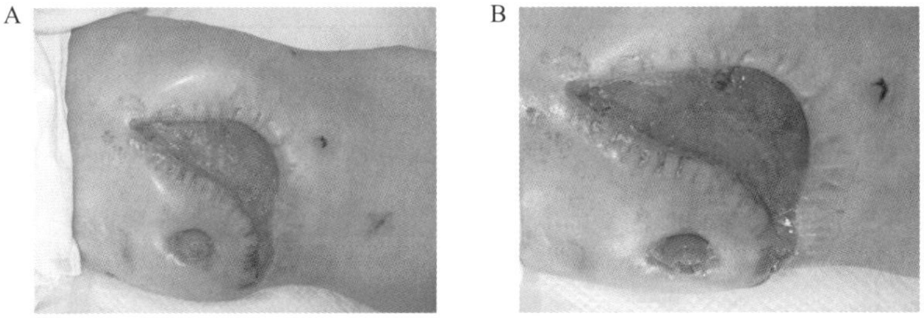

图 2　A，一位 55 岁男性患者，因车祸外伤导致多处肠破裂、严重腹腔感染，当地医院行破裂小肠修补、横结肠造口术，术后出现腹腔间室综合征，腹腔开放被动开放；B，左上部腹腔开放创面可见一处肠空气瘘，有肠液流出并污染开放创面

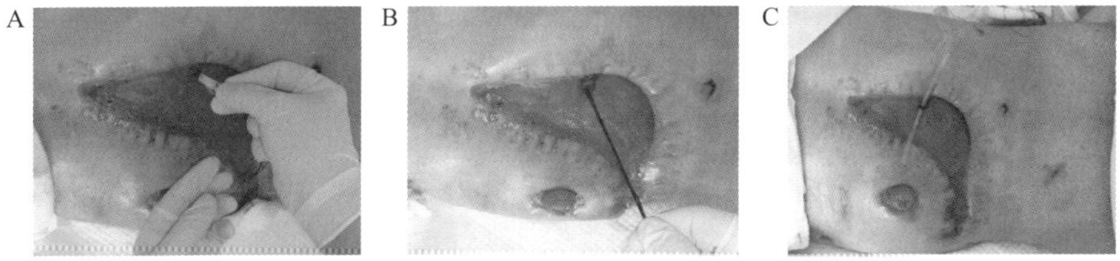

图 3　A，将硅胶片卷曲，经过瘘口放置于肠腔内；B，堵片展开，贴附于肠腔内壁，将瘘口隔绝；C，通过吊线固定硅胶片。成功实施片堵后没有肠液经瘘口流出，起到肠腔隔绝的作用

三、结果

在 EAF 患者全身情况稳定后，针对肠瘘进行了评估。我们选择进行片堵的 22 例 EAF 均为单发瘘，瘘口位置位于小肠的有 16 例，位于结肠的有 6 例。根据 24 h 肠瘘的瘘出量来判断，因为多数患者为发生在小肠的 EAF，故高流量瘘最多，为 12 例；其次为中流量瘘 8 例；低流量瘘 2 例。

排除存在瘘口远端梗阻、肠腔扭曲成角、瘘口直径超过肠管管径的 1/2 或者瘘口两端肠管完全离断等情况的 EAF 患者，我们对 22 例合适的患者成功实施了片堵，成功率达到 100%。片堵进行肠腔隔绝，EAF 瘘口无肠液外溢，腹腔开放创面得到良好保护，并且肠内营养得以顺利实施。

确定性手术包括肠瘘切除、消化道重建、腹壁重建，需要在患者腹腔粘连松解、全身营养状况改善后进行。这 22 例患者在接受片堵行肠腔隔绝平均 191 天后,都接受了肠空气瘘段肠管切除、消化道重建以及腹壁重建手术,最终被成功治愈,无术后再瘘的情况。其中1例患者术后出现腹壁薄弱,所有患者均未出现腹壁切口疝。

表1 病例资料

年龄/岁	46.2±17.3
病例数(男/女)	22(16/6)
原发疾病及例数(占比)	
创伤	10(45.5%)
炎症性肠病	4(18.2%)
小肠穿孔	4(18.2%)
恶性肿瘤	2(9.1%)
肠扭转	2(9.1%)
肠瘘发生原因及例数(占比)	
腹腔开放后并发 EAF	15(68.2%)
肠破裂导致切口感染裂开腹腔开放	7(31.8%)
瘘口位置及例数(占比)	
小肠	16(72.7%)
结肠	6(27.3%)
瘘口流量及例数(占比)	
高流量(≥500 mL/24 h)	12(54.5%)
中流量(200~500 mL/24 h)	8(36.4%)
低流量(<200 mL/24 h)	2 (9.1%)
确定性手术时间/d	191.1±28.9

EAF,肠空气瘘

四、讨论

由于腹腔内出血、腹腔感染导致肠管水肿,引起腹腔高压,对于合并脏器功能障碍的腹腔高压,则需要实施腹腔开放。腹腔开放可以有效减轻腹腔内压力、阻止腹腔间隙综合征的进展,及时发现并处理肠破裂、肠外瘘等并发症。虽然腹腔开放具有众多优点，然而腹腔开放目前死亡率仍然在 30%以上[11]，这与病情的严重程度、腹腔开放的时机以及腹腔开放的处理等密切相关。因为腹腔开放后需要用到临时关腹技术，然而 TAC 仍有不少问题尚未解决，如需要大量的医疗护理工作，引起腹壁缺损、腹腔内脏器膨出，尤其是发生肠空气瘘。一旦肠空气瘘发生就会增加治疗的难度，因为经瘘口肠液外溢带来腹腔创面的感染是治疗的难点[12-14]。

我们对腹腔开放后肠空气瘘患者应用肠腔隔绝技术取得了良好的效果，操作简单，易于实施，肠腔隔绝后相当于临时封堵了肠瘘瘘口，这样就可以恢复肠道的连续性，不需要引流肠液，从而使腹腔开放创面的治疗简化。肠腔隔绝后可以恢复并充分利用肠内营养，从而使腹腔开放合并肠空气瘘的治疗简化，并为最终的肠空气瘘切除与腹壁重建创造了条件。

参考文献

[1] Schecter WP, Ivatury RR, Rotondo MF, et al. Open abdomen after trauma and abdominal sepsis: a strategy for management. J Am Coll Surg, 2006, 203(3):390-396.

[2] Sriussadaporn S, Sriussadaporn S, Kritayakirana K, et al. Operative management of small bowel istulas associated with open abdomen. Asian J Surg, 2006, 29(1):1-7.

[3] Bosscha K, Hulstaert PF, Visser MR, et al. Open management of the abdomen and planned reoperations in severe bacterial peritonitis. Eur J Surg, 2000, 166(1):44-49.

[4] Girard S, Sidcman M, Spain D. A novel approach to the problemof intestinal fistulization arising in patients managed with open peritoneal cavities. Am J Surg, 2002, 184(2):166-167.

[5] Cro C, George KJ, Donnelly J, et al. Vacuum assisted closure system in the management of enterocutaneous fistulae. Postgrad Med J, 2002, 78(920):364-365.

[6] Subramaniam MH, Liscum KR, Hirshberg A. The floating stoma: a new technique for controlling exposed fistulae in abdominal trauma. J Trauma, 2002, 53(2):386-388.

[7] Goverman J, Yelon JA, Platz JJ, et al. The "Fistula VAC," a technique for management of enterocutaneous fistulae arising within the open abdomen: report of 5 cases. J Trauma, 2006, 60(2):428-431; discussion 431.

[8] Jamshidi R, Schecter WP. Biological dressings for the management of enteric fistulas in the open abdomen: a preliminary report. Arch Surg, 2007, 142(8):793-796.

[9] 黎介寿. 肠外瘘. 北京：人民军医出版社，2004:22-53.

[10] Wang G, Ren J, Liu S, et al. "Fistula patch": making the treatment of enteroatmospheric fistulae in the open abdomen easier. J Trauma Acute Care Surg, 2013,74(4):1175-1177

[11] van Hensbroek PB, Wind J, Dijkgraaf MG, et al. Temporary closure of the open abdomen: a systematic review on delayed primary fascial closure in patients with an openabdo-

men. World J Surg, 2009, 33(2):199-207.

[12] Keramati M, Srivastava A, Sakabu S, et al. The Wittmann Patch s a temporary abdominal closure device after decompressive celiotomy for abdominal compartment syndrome following burn. Burns, 2008, 34(4):493-497.

[13] Kushimoto S, Yamamoto Y, Aiboshi J, et al. Usefulness of the bilateral anterior rectus abdominis sheath turnover flap method for early fascial closure in patients requiring open abdominal management. World J Surg, 2007, 31(1):2-8;discussion 9-10.

[14] Perez D, Wildi S, Demartines N, et al. Prospective evaluation of vacuum-assisted closure inabdominal compartment syndrome and severe abdominal sepsis. J Am Coll Surg, 2007, 205(4):586-592.

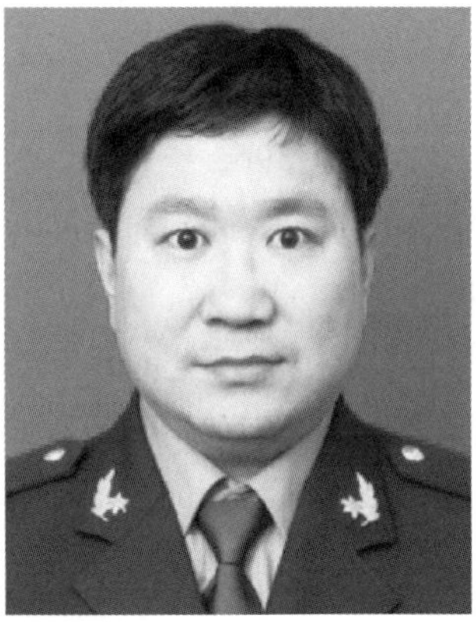

王革非 医学博士，南京军区南京总医院、解放军普通外科研究所副主任医师，南京医科大学、南京大学医学院及东南大学医学院硕士研究生导师。兼任中华医学会实验外科与转化医学学组委员、中华医学会创伤学分会创伤急救与多发伤学组委员会委员、中国人民解放军结直肠病学专业委员会结直肠病手术学组委员、中国医师协会外科医师分会肠瘘外科医师委员会常务委员兼干事长、江苏省医学会外科感染与危重症学组委员兼秘书。

从事肠瘘、腹腔感染、克罗恩病等外科危重症的临床治疗和基础研究。以第一作者发表论文20余篇，参与编著《多发伤救治学》《急救医学》2部。作为项目完成人之一，“严重腹腔感染肠损伤快速愈合的研究”获2008年全军医疗成果奖一等奖、“克罗恩病外科并发症诊治与预防的研究”获2009年江苏省科技进步奖一等奖，“肠功能障碍的治疗”于2011年获得国家科学技术进步奖一等奖；作为主要完成人（第三完成人），“腹腔开放治疗战创伤致严重腹腔感染”获得2014年度军队科技进步奖一等奖。

第四部分

学术研讨会

学术交流汇总

蒋建新教授：

听了付小兵院士的演讲启发很大，也很振奋。创面治疗虽然是一个古老问题，但既往一直重视不够。在付小兵院士的领导下，创面治疗专科从无到有，如今已达到了高水平、专业化的水准，并在国内多个省市进行拓展，发挥了重要的引领作用。付小兵院士展示的20世纪40年代的老兵，抗战期间受伤，创面70多年都没有治愈，利用他们新的模式、新的理念、新的治疗方法，创面得到治愈，产生了非常好的社会效应。国外专家给予了非常高的评价，认为在创面治疗上西方现在应该向东方看。我认为创面治疗的目的除了加快伤口愈合速度，缩短创面愈合时间以外，提高愈合质量也非常重要，特别是功能性修复。在这方面，可能要借助精准医学、精准治疗和创面的精准分析。请教付小兵院士，在下一步建立创面治疗精准医学方面有何具体考虑？

付小兵院士：

我们通过新的模式、新的技术和新的理念的应用，已经把创面的治愈率提高了30%～40%，但现在还没有开展伤口愈合质量评估。我们的计划是分三步走。第一步把创面这个学科建立起来，使国家、政府和行业部门认识到创面治疗对国家发展的重要意义，现在已经基本实现这一目标。第二步是技术的快速转化应用。第三步是在前面问题解决的基础上重点解决创面愈合质量问题。目前还没有细分不同类型创面愈合机制是否不同，将来可能对不同创面实施精确治疗。此外，可能还要借助基因学。目前还有5%的患者经治疗后创面仍不能愈合，其原因可能与个体化差异有关。蒋教授的问题对我们今后的工作有很好的指导作用。

李磊教授：

今天付小兵院士提到的两点给我留下了深刻的印象。一是“没有创新的研究是瞎做，没有转化的研究是白做”，我非常赞同这一观点。二是付小兵院士提到精准医学不仅体现在基因层面，在治疗方法上也要体现精准。从另一个角度来说,精准医学的最终目的是实现个体化治疗。从中华民族的传统中医来说就是个体化治疗,强调同病异治、异病同治。美国人提出的精准医学实则借鉴了我们的传统医学,虽然概念很热,但并没有什么新义,不知您如何评价?

付小兵院士:

李磊教授提了一个共性的问题。关于转化医学、精准医学,过去就提过要基础结合临床、临床结合基础。我们在 20 世纪 80 年代做的课题精确清创,研究怎样精确判断组织损伤的范围,实际上就是精准医学。那么为什么国外提出精准医学的概念后我们就跟风呢?我也在思考这个问题。其原因可能是我们的学术影响力不够,看问题的深度或者是整个国力还没有达到足以影响国际潮流的程度。但我们要既不盲从,也不妄自菲薄,该做什么还做什么。吸收别人先进的东西,做我们的研究,也是一种方法。

董家鸿教授:

今天几位院士的报告都非常精彩,我也深受启发。付小兵院士从事精准医学研究已经 30 多年了,熟悉付院士工作的人应该对精准医学有深刻的认识。付院士建立了从基础研究到临床应用的转化医学的模式,并在全国多个省市推广。什么时候可以到我们清华长庚医院进行推广,造福京北地区的百姓?

付小兵院士:

我们非常愿意在董家鸿院长领导下的清华长庚医院推广我们的技术。其实,清华长庚医院在很多地方有自己独特的管理方式,如果从造福病人的角度,我们是非常乐意的。

李兵仓教授:

我提两个问题。第一个问题:中医如何开展精准医学,辨证施治算不算精准医学?第二个问题:精准医学基于病的概念而提出,而创面仅仅是创伤的一小部分。作为我国创伤医学的领头人,未来我国创伤领域如何发展精准医学,付小兵院士有何计划?

付小兵院士:

第一个问题应该由王军教授回答,他是中医外科领域的专家。关于第二个问题,王正国院士才是我国创伤医学的带头人,而我只是一名积极的推动者。创伤医学涵盖范围非常广。我想起在担任中华医学会创伤学分会主任委员时,我们主要抓两个方向:一个是创伤的早期救治,另一个是后期的创面愈合和康复,让患者恢复得更好。中间的部分主要由医院专科负责,不是我们的主要方向。另一重要方向是创伤研究的快速转化。近几年我们在创面治疗、交通伤、感染和院前急救几个方面有突出的成绩。20世纪90年代蒋建新教授开展的创伤与基因多态性研究已经表明在不同人种、不同损伤患者中遗传背景确实与创伤并发症的易感性相关。这为我们深入了解创伤的基因学改变做了很好的铺垫。此外,我也提到创伤的精准医学有基于遗传背景的,也有基于治疗方法的。对于精准医学的概念,不同的人可以有不同的理解,这都是可以的。

李校堃教授:

我国创伤的研究最早起源于原子弹,后来扩展到交通伤。现在随着我国人口越来越多,人民生活水平的提高,心脑血管并发症和慢性卒中的发生率越来越高。创伤一旦发生,病情进展很快,治疗费用高昂,效果却不一定很好。近年来国家的重大项目,包括传染病专项、心脑血管病专项等起了很好的作用。但是周良辅院士提到在颅脑外伤方面没有什么进展。在我的印象里,至少在“十三五”规划里,创伤领域还没有重大研究计划。在这方面是否应该呼吁一下,我国的创伤研究在世界上还是走在前列的,在创伤领域应该有国家的重大项目和人才培养计划。只有这样,我们才能集中各种资源和力量,包括材料科学、干细胞、组织工程,集中进行创伤研究,最终提高创伤的救治率。

付小兵院士:

在重大研究计划里过去是有创伤医学研究的。“973”在第二轮评审就将创伤研究列入了资助项目。现在重大计划改革,按领域划分后,再按疾病的分类划分。我们已经向国家科技部生物技术中心建议,过去做得比较好的组织工程和创伤医学,都没有作为独立的重大项目来立项,这是缺陷。我们也在不断地呼吁国家重视创伤领域的发展。同时,我们也要改变思路。有一些共性的问题,如干细胞重大专项、生物材料重大专项,我们做创伤研究的也可以融入进去申请一些重大项目。尽管难度比较大,但这是一个发展趋势。

王立祥教授:

我的问题是精准医学(精准医疗)应该怎样定位?是目的还是方法?

董家鸿教授:

我觉得精准是策略、路径和方法。因为我们医学的最终目的是治疗疾病。

我们现在的发展需要把各种新的手段和传统的医学方法整合应用,针对每一个个体病人的生物学特征,选择最适宜的方法进行治疗,这就是精准。

王立祥教授:

我很赞同董家鸿教授的意见。最近看到了国家科技部制定的精准医学计划,国家在精准医学研究方面投入了大量的精力、人力和物力。我觉得这不符合我国国情,最重要的是会把精准医学当作目的,这是大错特错。胡大一教授说过心血管的支架已经越放越多,全球排名第一,而术后并发症也是居高不下。在这种情况下,一个 80 多岁的老人被放 3~4 个支架,可能第二天却由于并发症去世了。付小兵院士刚才提到精准医学不仅仅是基因和生物学技术层面,也包括根据患者的情形,选择合适的治疗方式,这也是精准。我不排斥也不否定现在拿出来一部分钱开展精准医学方面的延展性和深入性研究,但一定要符合国情。道路、方向、目的是当今中国医学最重要的三个问题。希望大家记住精准医学只是一个方法、一个手段,是技术层面问题,医学最本质的目的是人类健康。

朱剑虹教授:

我非常高兴来参加会议,最主要的原因是会议主题——精准医学与创伤救治。这是一个很好的认识和创新点。现在大部分的会议都是将精准医学与癌症、糖尿病和神经退行性疾病相联系,并发现一定的因果关系,而少有将创伤救治与精准医学联系在一起。创伤的原因很复杂,好像与精准医学关系不大;但细细想来,个体间对创伤的反应性是有差异的,因此创伤与精准医学是有关系的。比如有的人容易长瘢痕,因为其体内的纤维细胞容易分泌胶原蛋白,为先天性瘢痕体质;而有的人不容易长瘢痕。有的人长期反复感染,可能跟免疫系统的基因特征有关。因此,创伤救治的精准医学关键在于针对不同人对创伤反应性的差异找到一些亚群,而契合点是细胞。因为创伤造成了细胞的丢失或反应,只有抓住细胞才能找到创伤与精准医学的契合点。细胞的微环境对细胞影响很大,要结合在一起。我同意王立祥教授的观点,精准医学是一个方法。但是从宏观上来说,精准不是指精确和准确,而是利用最近 10 年、20 年的现代生物学方法,尤其是基因组学、蛋白质组学、代谢组学的方法,通过一定的因果关系,区分出不同于其他人群的亚群,进而制定特异性的治疗方法。因此,精准医学提出了与以往传统医学所不同的切入点和视角。

邓进教授:

感谢付小兵院士长期以来对贵州省创伤医学的大力支持。付小兵院士的创面治疗中心已经在东部逐渐拓展开来，但在我们西部和欠发达地区创面治疗还刚刚起步，存在诸多问题。希望付小兵院士给我们把脉，在我们相对落后的区县存在大量的病人，我们应如何结合上海的创面修复中心的成功经验开展相关的工作？

付小兵院士：

我们一定为西部的创伤救治贡献我们的力量。

刘晶教授：

作为临床医生，我之前一直很失落，觉得转化医学之路漫漫。通过聆听上午的报告，看到了很多希望，尤其是在创面愈合方面。在大连医科大学附属医院，我们有专门的创面愈合护理专科，但由于缺乏完善的体系，运行进展得比较慢。因此，我也想像董家鸿院长一样，表达一下，希望付小兵院士创面治疗的体系可以到我们大连医科大学附属医院开花结果。我们也愿意配合这个项目在大连做这样一个中心。另外，创面愈合体系收到了很好的效果，这里有很多原创性的成果。一个民族的东西想走向世界就必须产品化，我们必须保护它。干细胞的临床机构备案中的干细胞临床研究都是单纯使用干细胞。但创面愈合过程中不止是干细胞，还要负载很多其他的材料。我觉得付小兵院士应向国家呼吁，应该把材料和其他因素附加到干细胞的临床研究中，这样有助于创面治疗的事业走得更远。第二，我国生物技术产品的申报过程举步维艰。不知从产品的角度，您的创面愈合走到了什么程度？今后有何打算？

付小兵院士：

我和韩忠朝教授在国家干细胞委员会和国家食品药品监督管理总局的生物产品委员会都在大力推广创面治疗产品，如干细胞、组织工程产品、生物材料等。国家各种制度法规和评审规则改革后，有的有利于产品发展，有的可能没有帮助。现在干细胞已被允许做临床研究，但不能收费。有些专家教授不理解，认为做了也没用。我仔细考虑后发现组织临床基地的是科教司，只能做临床科学研究。如果有医政司参与，将来就有可能有产品出口。虽然现在还没有达到我们临床医生和产业化人士的需求，但开展起来总比没有开展好。积累的资料和经验可为将来的技术转化或产品申报做准备。此外，生物材料和干细胞分属食药监总局器械司和科教司两个部门管。我们在这两个委员会内都在推进此项事业的发展。

付小兵院士总结:

(1) 精准医学无论是一个概念还是模式、方法、目标,它是医学革命性突破的一个方向和领域。

(2) 外科创伤医学领域有精准医学的位置,但也不一定都要套到精准医学里去。精准医学不仅仅是指遗传背景和基因学的研究,将精准医学与外科治疗技术结合起来能更好地理解其概念。

(3) 每个人对精准医学的理解不一样。通过此次科技论坛,大家将不同的观点进行探讨,达到学术交流的目的。

李磊教授:

严重烧伤患者感染除了革兰阳性菌、革兰阴性菌、真菌外,有没有病毒感染?

夏照帆院士:

李磊教授提的问题非常好。目前整个烧伤界关注的是细菌感染、真菌感染和耐药菌感染,很少有人关注病毒感染。但据我们临床观察和推测,有相当一部分病人在病程中发生了病毒感染。而且一旦发生病毒感染,患者对细菌的抵抗力会明显降低。在我们的治疗中往往在水肿回收期对这些危重的病人使用免疫球蛋白,在一定程度上可以提高病人的免疫力。其他的抗病毒药物目前还没有使用。有时患者出现发烧但不像细菌感染时,我主张用一些抗病毒感冒冲剂和我院自行配制的中药治疗。

李兵仓教授:

吸入性烧伤在临床上是怎么分级的?另外,在临床救治的时候,除了气管切开,还有什么有效的办法?

夏照帆院士:

吸入性损伤的分级目前是根据气道烧伤的平面来区分的。单纯口、咽、喉烧伤是轻度,主支气管到隆突是中度,隆突以下也发生吸入性损伤的为重度。这种分级方法没有考虑到烧伤深度,并不是很合理。一般热力烧伤对黏膜的损伤不会很深,但是化学烧伤可能对黏膜、黏膜下肌层,甚至气管软骨都会造成损伤,治疗难度会更大,患者预后更差。纤维支气管镜为吸入性损伤的精确诊断创造了条件。今后可能会对烧伤分级进行更细化的研究。对于中重度吸入性损伤,我们主张预防性气管切开。否则患者在回收期容易因气道局部组织水肿发生突然窒息,抢救困难。气管切开有很多好处,包括防止窒息、方便气道护理、提高患者的安全性。

李兵仓教授：

我非常同意董家鸿教授的观点。医学不论是精准的还是非精准的，和社会结合，不仅是古老医学的生命力，更是现代医学的生命力。我的问题是根据什么标准判断剩余肝脏的储备功能？

董家鸿教授：

这是我们现在正在关注并不断研究的问题。肝脏储备功能的评估是一个非常复杂的问题。到目前为止还没有非常精确的方法进行评估。肝脏的功能有1000种以上，包括代谢、消化、生物转化等，怎样量化评估其功能是一个难题。我们现在用的是综合性的指标，包括：Child分级、肝实质病变和吲哚菁绿排除试验。对于正常肝实质，我们的标准是必需性功能肝体积是理想肝体积的20%。对于有病变的肝实质，剩余肝体积至少要达到标准肝体积的40%，就可以行安全的肝切除。如果肝脏储备功能损害了，吲哚菁绿的滞留率越高，所需要的剩余肝体积就越大。我们现在也在研究通过功能影像和结构影像相结合的方法来计算肝脏的功能体积，在未来可能应用到临床上。

李校堃教授：

清华长庚医院非常有名，起步也很高。请问董家鸿教授，贵院的学科是否由清华大学生命科学学院支撑？

董家鸿教授：

清华大学医学院的发展历史只有15年，医学体系还不健全。清华大学医学院刚建立时主要是由基础医学系和两家医院构成整个的医学体系。临床医学的发展滞后于基础医学。基础医学有施一公等一批从国外回来的教授，研究水平已达到全国第一，而临床医学发展比较慢。为了更快地发展临床医学，由台湾长庚纪念医院援建，建立了清华长庚医院。日前的架构要成立类似于医学部的清华大学医学中心，下设基础医学院、临床医学院、药学院、公共卫生学院、医院管理研究院。临床医学院已确定要成立，成立后我们的学科就得到支撑了。

董家鸿教授：

席修明院长的报告非常重要，从一个独到的视野看精准医学。如席院长所说，机体反应性与疾病的预后有密切关系。那么如何根据机体反应性选择不同的干预策略？

席修明教授：

迄今为止，针对脓毒症的炎症反应的Ⅰ期和Ⅲ期临床研究全部以失败告终。一个重要的原因就是动物实验和临床试验之间存在巨大的差异。在动物实验中成功的干预措施往往在临床试验中不能重复，这是因为患者入院时往往已经感染很多天，错过了最佳的干预时机。另外，除了单一的干预因素以外，腹腔引流不彻底、抗生素使用不合适，也会影响最后结果。我们在思考动物实验应该怎样做才能更好地模拟临床上的患者。一定要将基础研究和临床研究联合起来，才能推动医学的发展。这条路还很漫长。

李磊教授：

我的问题是怎样理解脓毒症的概念。基础研究者认为“脓”是感染，“毒”是中毒；临床医生认为脓毒症是一个症状。席修明教授您怎么评价？另外，盛志勇院士提出的脓毒症干预三大策略，首先是清除原发病灶，之后才是抗生素治疗、器官支持。现在没有人再强调原发病的治疗了，首先就是抗生素治疗，不知您怎么看？

席修明教授：

我觉得两种认识都是不全面的。我们不愿意称其为脓毒症，更愿意叫全身性的炎症反应。而且这种全身性的炎症反应是有别于局部炎症反应的，是机体对入侵微生物产生的一种过强的或不正常的反应，导致器官功能衰竭。既要利用外科手术、抗生素等方式清除病灶，也要控制炎症反应，缺一不可。但目前控制炎症反应的所有措施没有一个是成功的，包括激素。所以我们只能把清除病灶作为唯一的选择，因此脓毒症的病死率依然很高。但很多术后高热的患者开腹探查并找不到病灶。

李兵仓教授：

蒋建新教授在脓毒症的发生机制，特别是遗传背景方面做了很多工作，获得了很多高级别的奖励。我对蒋教授的最后一句话“精准医学是医学最完美的一种形式”有异议。我同意李磊教授的意见。美国总统奥巴马提出精准医学计划后，国内很多学者跟风。对于创伤，精准是很困难的。

蒋建新教授：

李兵仓教授的意见非常好。我认为创伤的精准医学应该有两个层面。一方面是救治技术怎样做到精准，比如早期休克复苏，怎样能做到有效改善循环的同时不引起缺血再灌注损伤；又比如损害控制手术，怎样能精准手术，不加重患者病情。另外一方面，创伤医学的发展需要借助其他学科的相关技术和理论。创伤的早期救治可能与基因无关，但创伤的反应性和修复确实与基因有一定的关系。如将这些基础理论应用到临床，应能更好地防治创伤并发症，促进创伤愈合。医学发展到今天，不应该仅是循证医学，个体化治疗是一个重要的发展趋势。

李校堃教授：

有报告称美国黑人比白人的创伤后存活率高。我们是亚洲人，那么人种间的差异会不会影响遗传背景与创伤救治成功率的关系？

蒋建新教授：

李校堃校长的建议非常好。需要将组学与临床医学更好地结合起来解决医学的问题，需要跟国外专家开展大规模的国际化合作，可能会有更多的发现。

李兵仓教授：

就我的观点，创伤救治的关键是迅速，而不是精准，请您批驳我的观点。

张连阳教授：

谢谢李兵仓教授。想要救命，首先要靠精准评估。体格检查、FAST（创伤超声重点评估）、CT 等都是为临床医生的决策提供精准的依据。比如，没有精准的判断就无法准确控制出血。

周继红教授：

我同意张连阳教授的观点。如果没有快速、准确、精准的诊断，是不可能对患者实施早期有效的治疗的，这需要一个平衡。这也印证了付小兵院士提出的，在创伤救治中，应该还包含诊治技术、方法的精准、快速。

后　记

科学技术是第一生产力。纵观历史，人类文明的每一次进步都是由重大科学发现和技术革命所引领和支撑的。进入21世纪，科学技术日益成为经济社会发展的主要驱动力。我们国家的发展必须以科学发展为主题，以加快转变经济发展方式为主线。而实现科学发展、加快转变经济发展方式，最根本的是要依靠科技的力量，最关键的是要大幅提高自主创新能力。党的十八大报告特别强调，科技创新是提高社会生产力和综合国力的重要支撑，必须摆在国家发展全局的核心位置，提出了实施“创新驱动发展战略”。

面对未来发展之重任，中国工程院将进一步加强国家工程科技思想库的建设，充分发挥院士和优秀专家的集体智慧，以前瞻性、战略性、宏观性思维开展学术交流与研讨，为国家战略决策提供科学思想和系统方案，以科学咨询支持科学决策，以科学决策引领科学发展。

中国工程院历来重视对前沿热点问题的研究及其与工程实践应用的结合。自2000年元月，中国工程院创办了中国工程科技论坛，旨在搭建学术性交流平台，组织院士专家就工程科技领域的热点、难点、重点问题聚而论道。十多年来，中国工程科技论坛以灵活多样的组织形式、和谐宽松的学术氛围，打造了一个百花齐放、百家争鸣的学术交流平台，在活跃学术思想、引领学科发展、服务科学决策等方面发挥着积极作用。

中国工程科技论坛已成为中国工程院乃至中国工程科技界的品牌学术活动。中国工程院学术与出版委员会将论坛有关报告汇编成书陆续出版，愿以此为实现美丽中国的永续发展贡献出自己的力量。

中国工程院